Managerboxen

Jürgen Fritzsche
Christoph Raschka

Managerboxen

Gesundes Kampfsporttraining in der Praxis

Mit 236 Abbildungen

Unter Mitarbeit von Anna-Maria Fritzsche
und Holger Brüning

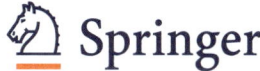

Jürgen Fritzsche
Experts for Training
Usingen
Deutschland

Christoph Raschka
Praxis für Allgemeinmedizin
Hünfeld
Deutschland

ISBN 978-3-662-56051-8   ISBN 978-3-662-56052-5 (eBook)
https://doi.org/10.1007/978-3-662-56052-5

Die Deutsche Nationalbibliothek verzeichnet diese Publikation in der Deutschen Nationalbibliografie; detaillierte bibliografische Daten sind im Internet über http://dnb.d-nb.de abrufbar.

© Springer-Verlag GmbH Deutschland, ein Teil von Springer Nature 2018
Das Werk einschließlich aller seiner Teile ist urheberrechtlich geschützt. Jede Verwertung, die nicht ausdrücklich vom Urheberrechtsgesetz zugelassen ist, bedarf der vorherigen Zustimmung des Verlags. Das gilt insbesondere für Vervielfältigungen, Bearbeitungen, Übersetzungen, Mikroverfilmungen und die Einspeicherung und Verarbeitung in elektronischen Systemen.
Die Wiedergabe von Gebrauchsnamen, Handelsnamen, Warenbezeichnungen usw. in diesem Werk berechtigt auch ohne besondere Kennzeichnung nicht zu der Annahme, dass solche Namen im Sinne der Warenzeichen- und Markenschutz-Gesetzgebung als frei zu betrachten wären und daher von jedermann benutzt werden dürften.
Der Verlag, die Autoren und die Herausgeber gehen davon aus, dass die Angaben und Informationen in diesem Werk zum Zeitpunkt der Veröffentlichung vollständig und korrekt sind. Weder der Verlag, noch die Autoren oder die Herausgeber übernehmen, ausdrücklich oder implizit, Gewähr für den Inhalt des Werkes, etwaige Fehler oder Äußerungen. Der Verlag bleibt im Hinblick auf geografische Zuordnungen und Gebietsbezeichnungen in veröffentlichten Karten und Institutionsadressen neutral.

Fotonachweis Umschlag: © contrastwerkstatt/stock.adobe.com (Symbolbild mit Fotomodell)
Umschlaggestaltung: deblik Berlin

Springer ist ein Imprint der eingetragenen Gesellschaft Springer-Verlag GmbH, DE und ist ein Teil von Springer Nature.
Die Anschrift der Gesellschaft ist: Heidelberger Platz 3, 14197 Berlin, Germany

Vorwort

Ich liebe Kampfsport! Er erfüllt mein Leben schon seit Jahrzehnten. Neugierig, wie ich, Jürgen Fritzsche, bin, suche ich ständig nach Herausforderungen. Deshalb war ich auch sofort begeistert, als ich gefragt wurde, etwas zum Managerboxen zu schreiben.

Mein ganzes Leben lang habe ich mich auf diesem Gebiet fortgebildet, darüber publiziert und unterschiedlichste Klientel trainiert. Ob im Personal-Training oder beim Gruppenevent, ob Breiten- oder Hochleistungssportler, in Firmen oder bei Privatkunden, vieles durfte ich schon erleben. Dabei waren die individuelle Leistungsentwicklung, Spaß und Entstressung die überall zu findenden Gemeinsamkeiten. Der Gesundheitsaspekt mittels Prävention vor physischen Widrigkeiten sowie Gefahren im Alltag sind Kerngebiete unseres Wirkens. Dies überschneidet sich mit den Interessen meines Kollegen und Mitautors, sodass wir uns schnell einig waren, dieses spannende Thema einem breiten Publikum näher zu bringen. Gerade die Führungseliten der Welt stehen unter hohem Druck, Belastungen und zum Teil unmenschlichen Arbeitszeiten. Hier eine adäquate sportliche Beschäftigung regelmäßig auszuüben stellt viele vor enorme Herausforderungen. Ihnen und anderen berufsgeschuldet körperlich eher inaktiven Personen wird mit dem Managerboxen eine attraktive, überall praktikable Möglichkeit der psychophysischen Ertüchtigung offeriert.

Das erste Mal kam ich, Christoph Raschka, 2008 mit dem Thema in Berührung. Ein Unternehmensberater kam in meine Praxis und stellte sich mit multiplen Problemen vor. Neben Bluthochdruck, Schlaf- und Appetitlosigkeit wies er auch noch Übergewicht und Palpitationen auf. Über die Therapiedauer lernten wir einander kennen und schätzen, und so brachte der Austausch meinen neu gewonnenen Freund dazu, sich sportlich zu engagieren.

Eines Tages kam er und teilte mir mit, er habe den Kampfsport für sich entdeckt. Er gehe zum Boxen. In einer Kleingruppe absolviere er mit anderen Persönlichkeiten zweimal in der Woche ein boxerisches Fitnesstraining. Im Gegensatz zu Profiboxern werde dort auf Schläge gegen den Kopf verzichtet (was ich als Arzt nur begrüßen konnte). Das wichtigste Merkmal des Managerboxens aus medizinischer Sicht ist, dass man hierbei Schläge auf den Kopf auslässt.

Dieses spezielle Boxen optimierte die Physis meines Freundes. Er nahm ab, und auch sein Blutdruck stabilisierte sich. Er sprach davon, dass er nach dem abendlichen Training oft „wie tot" ins Bett falle und meist sogar durchschlafen konnte. Der letzte Nebeneffekt, von dem mein Freund sprach, war der Spaß im Training. Lachen war ein Muss. Sich mit Spaß austoben und den über den Tag angestauten Druck und Arbeitsstress gezielt abzulassen war jederzeit möglich.

Das war der Zeitpunkt, an dem auch ich anfing, mich für die Thematik Boxen zu interessieren. Heute – Jahre später – praktiziere ich selbst diese Form der Ertüchtigung und genieße jede Stunde mit meinem Trainer nach getaner Arbeit.

In diesem Buch möchte ich die meines Erachtens wichtigen Merkmale eines gesundheitsorientierten Trainings mit dem Mittel Boxen aufzeigen.

Jürgen Fritzsche
Christoph Raschka

Danksagung

Unser besonderer Dank gilt Frau Dr. Anna-Maria Fritzsche und Herrn Holger Brüning, welche mit ihren fundierten Beiträgen, Recherchen und unterstützendem Engagement zum Gelingen dieses Werkes entscheidend beigetragen haben.

Herzlichen Dank für die Hilfe bei der Erstellung und Bereitstellung der Fotos auch an Christian Sauter, Alex und Bekky Piel sowie Budoland Hayashi. Besten Dank auch für die Erarbeitung der Grafiken an Rolf Steigemann. Vielen Dank an Chris Hörnberger für den stetigen Austausch und die Mitarbeit an den Fotos und auch an die Mitglieder des Kampfsportclubs Hünfeld e.V.

Inhaltsverzeichnis

1	**Geschichtlicher Hintergrund**	1
	Jürgen Fritzsche und Christoph Raschka	
	Literatur	4
2	**Was ist Managerboxen?**	5
	Christoph Raschka und Jürgen Fritzsche	
2.1	Die Legende	6
2.2	Historische Vorläufermodelle eines kultivierten Zweikampfs	6
2.3	Managerboxen und Kampfsport – Unterschiede	7
2.4	Wettkampfsysteme und Organisationen	8
	Literatur	8
3	**Leistungsphysiologie**	11
	Jürgen Fritzsche	
	Literatur	14
4	**Gesundheitliche Aspekte des Boxens**	15
	Christoph Raschka und Jürgen Fritzsche	
4.1	**Pro (Manager-)Boxen**	16
4.1.1	Alters-, Alzheimer- und Demenzprävention	16
4.1.2	Sturzprophylaxe	17
4.1.3	Stress- und Burn-out-Prävention	18
4.1.4	Konzentration	19
4.1.5	Emotionen	22
4.1.6	Motivation	24
4.2	**Contra bestimmter boxerischer Trainingsformen**	25
4.2.1	Akute Folgen	28
4.2.2	Subakute Folgen	29
4.2.3	Chronische Folgen	30
	Literatur	30
5	**Managerboxen trainieren**	33
	Jürgen Fritzsche und Christoph Raschka	
5.1	**Vorbereitung**	34
5.2	**Trainingsaufbau**	35
5.2.1	Aufwärmen	36
5.2.2	Hauptteil	37
5.2.3	Stundenausklang/Cool down	37
5.3	**Zur Haltung der Arme**	38
5.4	**Beinarbeit**	39
5.5	**Verteidigung**	43
5.5.1	Die Deckung	47
5.5.2	Passive Verteidigung	49

5.5.3	Aktive Verteidigung	51
5.5.4	Ausweichen und Meidbewegungen	52
	Literatur	55

6 Angreifen — 57
Christoph Raschka und Jürgen Fritzsche

6.1	**Kampfdistanz**	59
6.1.1	Übungen zur Kampfdistanz	63
6.2	**Die Gerade**	64
6.2.1	Jab	65
6.2.2	Cross	67
6.3	**Die Haken**	67
6.3.1	Der Seitwärtshaken	67
6.3.2	Der Aufwärtshaken	68
6.4	**Mögliche Schlagkombinationen**	70
	Literatur	74

7 Strategie und Taktik — 77
Jürgen Fritzsche

7.1	**Strategie**	78
7.2	**Taktik**	80
7.2.1	Kämpfe gegen einen großen Gegner	81
7.2.2	Kämpfe gegen Konterkämpfer	81
7.2.3	Gegner liegt zurück	82
7.2.4	Gegner führt	82
7.2.5	Gegner hat eine eingeschränkte Deckung	82
	Literatur	83

8 Ausdauer- und Zirkeltraining — 85
Jürgen Fritzsche

8.1	**Trainingsmittel zur Ausdauersteigerung**	86
	Literatur	88

9 Koordinationstraining — 89
Jürgen Fritzsche

9.1	**Orientierungsvermögen**	90
9.2	**Schnellkoordination, Reaktion, Antizipation**	91
9.3	**Reaktionsfähigkeit, Reaktionsschnelligkeit**	92
9.4	**Antizipation**	93
9.5	**Koordinationsleiter**	93
	Literatur	97

10 Schnelligkeitstraining — 99
Jürgen Fritzsche

10.1	**Bewegungsschnelligkeit**	100

10.2	Handlungsschnelligkeit	101
10.3	Schnelligkeitsausdauer	102
	Literatur	102

11	**Krafttraining**	103
	Jürgen Fritzsche und Christoph Raschka	
11.1	Stabilisationstraining für den Schultergürtel	106
11.2	Stabi-Übungen für die dorsale (hintere) Muskulatur	108
11.3	Stabi-Übungen für vertikale Bewegungen	110
11.4	Übungen für die vordere Muskulatur	111
11.5	Komplexe Bewegungsformen	112
11.6	Beispielhaftes Training für die Schlaggeschwindigkeit	112
11.7	Beispielhaftes Training für die Bewegungsgeschwindigkeit	113
	Literatur	121

12	**Allgemeines Zusatztraining**	123
	Jürgen Fritzsche und Christoph Raschka	
12.1	Schlingentraining	124
12.2	Miniband	124
12.3	Medizinballarbeit	124
12.4	Kettlebell	132
	Literatur	134

13	**Ausrüstung**	135
	Jürgen Fritzsche und Christoph Raschka	
13.1	Boxhandschuhe	136
13.2	Mundschutz	141
13.3	Tiefschutz, Brustschutz	141
13.4	Bandagen	143
13.5	Gerätearbeit an Sandsack, Boxbirne & Co.	144
	Literatur	144

Serviceteil

Stichwortverzeichnis 148

Die Autoren

Dr. Jürgen Fritzsche
EXperts for TRAining
Consulting, Coaching, Training
An den Tannen 34
D-61250 Usingen

**Prof. Dr. med. Dr. rer.nat.
Dr. Sportwiss.
Christoph Raschka**
Internist und Facharzt für
Allgemeinmedizin – Sportmedizin
Im Igelstück 31
D-36088 Hünfeld

Warnhinweise

Die Techniken und Übungen, die in diesem Buch beschrieben und gezeigt werden, können bei unbedachter Ausführung zu Verletzungen führen. Ein Training sollte deshalb nur unter Anleitung von kompetenten Personen erfolgen. Seien Sie beim Üben achtsam und holen Sie sich gegebenenfalls Rat bei Trainern und/oder Ärzten. Weder die Autoren noch der Verlag sind für Schäden, die durch Informationen, die Sie diesem Buch entnehmen oder durch eigene Unachtsamkeit entstehen, verantwortlich.

Das Buch ist als Trainingsanregung gedacht. Eine Vollständigkeit der Lern- und Lehrinhalte ist nicht angestrebt.

Alle Rechte, insbesondere das Recht der Vervielfältigung und Verbreitung sowie das Recht der Übersetzungen, sind vorbehalten. Kein Teil des Werks darf in irgendeiner Form – durch Fotokopie, Mikrofilm oder ein anderes Verfahren – ohne schriftliche Genehmigung der Verfasser reproduziert oder unter Verwendung elektronischer Systeme verarbeitet (CD, DVD, Bildplatten etc.), gespeichert, eingescannt, vervielfältigt oder verbreitet (z.B. Internet) werden.

Die Angaben zur Literatur, Buchempfehlungen und Links wurden sorgfältig geprüft. Ungeachtet dessen kann keine Garantie für die Vollständigkeit, Richtigkeit und letzte Aktualität der Angaben übernommen werden. Es wird keine Haftung und Verantwortung für andere Seiten, auf die verwiesen wird, übernommen. Wir distanzieren uns ausdrücklich von Inhalten und Verweisen, falls diese gegen geltendes Recht der Bundesrepublik Deutschland, der Europäischen Union oder sonstigen Staaten usw. verstoßen.

Im folgenden Text wird aus Gründen der besseren Lesbarkeit grundsätzlich das generische Maskulinum verwendet. Personen weiblichen sowie männlichen Geschlechts sind gleichermaßen einbezogen.

Geschichtlicher Hintergrund

Jürgen Fritzsche und Christoph Raschka

Literatur – 4

© Springer-Verlag GmbH Deutschland, ein Teil von Springer Nature 2018
J. Fritzsche, C. Raschka, *Managerboxen*,
https://doi.org/10.1007/978-3-662-56052-5_1

Die Kunst, sich mit den Fäusten auseinanderzusetzen, ist etwa sieben Jahrtausende alt. Schon in einem antiken sumerischen Tempel fanden sich Illustrationen boxender Männer (Poliakoff 1989). Auch in der über 5000 Jahre alten ägyptischen Historie finden sich Aufzeichnungen zu Zweikämpfen, die mit den Händen ausgetragen wurden (Kluge 1996). Zu dieser Zeit wurde noch mit den blanken Fäusten gekämpft (Poliakoff 1989). In der Antike des alten Griechenlands, bei den frühen Olympischen Spielen (776 v. Chr.), wurde dann ein erweiterter Faustkampf (Allkampf) namens „Pankration" oder „Pygmachia" praktiziert. Der erste olympische reine Faustkampf fand 688 v. Chr. statt (Kluge 1996).

Auch in der *Ilias* (Der trojanische Krieg) beschreibt Homer einen „Boxkampf" (Sonnenberg 1996). In der damaligen Zeit kämpften die ansonsten nackten Athleten sowohl mit bloßen Händen als auch mit riemenumwickelten Fäusten. Vier der Finger einer Faust steckten in beriemten Schlaufen und verstärkten so die geballte Faust in ihrer Schlagwirkung. Eine Schutzausrüstung, beispielsweise des Kopfes, existierte nicht. Es galt als unehrenhaft, eine solche zu benutzen (wikipedia.org). Eine solch drapierte Boxerfaust konnte verheerende Verletzungen anrichten.

» Der Sieg des Boxers wird mit Blut erkauft. (Poliakoff 1989, S. 97)

Im Training wurden, scheinbar aus verletzungsprophylaktischer Sicht, Handschuhe mit Polsterung getragen. Auch Ohrenschützer wurden nachgewiesen (Sonnenberg 1996).

Meist wurden die Toten (*Ilias*) durch einen Boxkampf geehrt. In der Antike sind die Überlieferungen unvollständig, und so sind nicht alle Regeln und gesellschaftlichen Umstände bekannt, bei denen das Pankration trainiert und demonstriert wurde. Umso aggressiver erscheinen zu späterer Zeit die Kampfhandschuhe, die in ihrer extremsten (römischen) Form aus Metall waren, an denen Dornen (Spikes) befestigt wurden. Die Kämpfer standen einander ohne Ring gegenüber, und vermutlich zählten alle Schläge mit der Hand. Ein Halten oder gar Ringen war verboten. Die Schiedsrichter achteten auf die Einhaltung des Reglements, zum Teil mit dem Einsatz von Peitschen. Es gab keine Einteilung in Runden, und so wurde der Sieger durch Aufgabe, K.o. oder Tod ermittelt. Ging ein Athlet zu Boden, so war es vollkommen normal, ihn dort kampfunfähig zu schlagen. Trotz all dieser Brutalität war Boxen hoch angesehen und olympisch akzeptiert. In dieser archaischen Zeit fand das partnerlose Training an Boxsäcken (Korykos) statt. Diese waren mit Sand, Mehl oder Hirse gefüllt (Gardiner 1930).

> Der Faustkampf ist ungefähr 7000 Jahre alt. Der erste olympische Boxkampf fand im Jahr 688 v. Chr. statt. In der Antike wurde überwiegend mit bloßen oder beriemten Händen gekämpft, ohne Schutzausrüstung.

Die ersten historischen Aufzeichnungen über Faustkämpfer in Schutzbekleidung wie Helm, Unterarm- und Handplatten stammen aus der Zeit um 1500 v. Chr. aus Kreta. Erst viele Jahrhunderte später werden Handschuhe und Schutzausrüstung (Kopf-, Zahn- und Tiefschutz) Pflicht (Sonnenberg 1996). Vasenbilder aus Zypern (1200 v. Chr.) lassen die Vermutung aufkommen, dass damals nur Kopftreffer zählten und Körpertreffer verboten waren (Abb. 1.1). Nach einem Verbot der Olympischen Spiele im Jahr 393 v. Chr. durch Kaiser Theodosius I. verschwand Boxen weitgehend aus der frühen Geschichte.

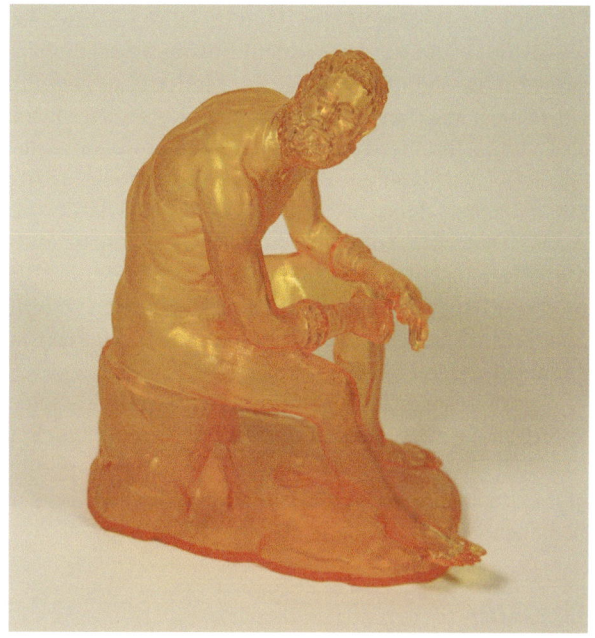

Abb. 1.1 Nachbildung des Faustkämpfers (Boxers) vom Quirinal, einer 1885 auf dem Quirinal in Rom entdeckten Bronzestatue, die in der Regel auf das späte 4. Jahrhundert v. Chr. bis Mitte des 1. Jahrhunderts v. Chr. datiert wird

Erst im Mittelalter finden sich wieder Aufzeichnungen, worin der Faustkampf in Fechtschulen unterrichtet wurde (Sonnenberg 1996).

> Im Mittelalter wurde der Faustkampf in Fechtschulen unterrichtet.

Aus dem frühen England des 16. Jahrhunderts leitet sich der Name „Boxen" ab („ta box" = prügeln, schlagen) (Kloeren 1935). Im England des 17. Jahrhunderts tauchten erste Boxveranstaltungen als Preiskämpfe auf.

> Preiskämpfe im Boxen fanden in England schon im 17. Jahrhundert statt („ta box" = schlagen, prügeln). James Figg gilt als Urvater dieser Sportart.

Der Fechtlehrer James Figg gilt als Urvater der „manly art of selfdefence", bei der ohne Schutzausrüstung aufeinander losgegangen wurde. Um das Jahr 1680/81 fand in London die erste Boxmeisterschaft statt (Sonnenberg 1996). Die ersten neuzeitlichen Regeln entstanden 1742 und wurden von Jack Broughton aufgestellt. Dieses Regelwerk schützte aber keinesfalls vor schwersten Verletzungen. Erst 1867 wurde es von John Sholto Douglas und John Graham Chambers überarbeitet. Im Zuge dessen wurde beispielsweise das Tragen von Handschuhen eingeführt (Smith 2006).

> 1742 wurden die ersten neuzeitlichen Regeln von Jack Broughton aufgestellt (u.a. Verbot von Schlägen unter die Gürtellinie, Kampfpause beim Zubodengehen eines Gegners) und 1867 von John Sholto Douglas und John Graham Chambers überarbeitet. Diese Queensberry-Regeln sind die Basisregeln des modernen Boxsportes (u.a. Boxhandschuhe, Auszählen bis Zehn bei Niederschlag, Rundenzeit 3 min).

Der erste Amateurwettbewerb war im Jahre 1860 zu sehen, und 20 Jahre später mündete dies in die Gründung der Amateur Boxing Association in London. 1904 wurde der Faustkampf in die olympische Riege der Moderne aufgenommen. Damals starteten aber nur US-Amerikaner bei den Spielen in St. Louis. Vier Jahre später gelang es Jack Johnson als erstem Afroamerikaner den Titel als Schwergewichtsweltmeister im Boxen zu erringen. In Deutschland war Boxen bis 1918 verboten. Trotzdem entstand schon sechs Jahre zuvor der erste deutsche Boxclub, der SV Astoria-Berlin. Zwei Jahre später, 1920, wurde das Boxen erlaubt. Sofort bildeten sich erste Vereine und ein Verband, der im selben Jahr die erste deutsche Boxmeisterschaft ausrichtete. Seit dieser Zeit ist Boxen ohne Unterbrechung dauerhaft bei den Olympischen Spielen vertreten. Nachdem 1930 der deutsche Max Schmeling Schwergewichtsweltmeister der Profis wurde, war Boxen so beliebt wie kaum ein anderer Sport.

Zu Anfang des 21. Jahrhunderts trainieren deutschlandweit annähernd über 70 000 Sportler diesen Sport, organisiert in Vereinen. Weit mehr werden es sein, die Henry Maske oder den Klitschko-Brüdern nacheifern und Sportschulen sowie Studios besuchen. Dort gibt es verschiedenste Fitnesskonzepte, die den Hype um diese faszinierende Sportart bedienen.

Literatur

Gardiner N (1930) Athletics in the Ancient World. The Clarendon Press, Oxford
Kloeren M (1935) Sport und Rekord. Kultursoziologische Untersuchungen zum England des 16. bis 18. Jahrhunderts. Triltsch Verlag, Würzburg
Kluge V (1996) Olympic boxing has affirmed its position. In: Mitte D (ed) 50 years AIBA. International Amateur Boxing Association, Berlin: 1, 82–87
Poliakoff M (1989) Kampfsport in der Antike. Das Spiel um Leben und Tod. Artemis Verlag, Zürich
Sonnenberg H (1996) Boxen. Fechten mit der Faust. Weinmann, Berlin
Smith MS (2006) Physiological profile of senior and junior England international amateur boxers. J Sports Sci Med 5: 74–89

Internetadresse

https://de.wikipedia.org/wiki/Antiker_Faustkampf

Was ist Managerboxen?

Christoph Raschka und Jürgen Fritzsche

2.1 Die Legende – 6

2.2 Historische Vorläufermodelle eines kultivierten Zweikampfs – 6

2.3 Managerboxen und Kampfsport – Unterschiede – 7

2.4 Wettkampfsysteme und Organisationen – 8

Literatur – 8

© Springer-Verlag GmbH Deutschland, ein Teil von Springer Nature 2018
J. Fritzsche, C. Raschka, *Managerboxen*,
https://doi.org/10.1007/978-3-662-56052-5_2

2.1 Die Legende

Im Jahre 1988 stritten sich zwei New Yorker Manager dermaßen bei Verhandlungen, dass sie schließlich beschlossen, ihre längst nicht mehr sachliche Kontroverse körperlich in einem Boxring zu Ende zu „verhandeln". Nach ausgiebigen Trainingsunterweisungen in angesehenen Boxclubs trafen sie aufeinander. Dies geschah vor Mitarbeitern, Anhängern und Freunden. Nach hart geführten „Verhandlungen" mit den Fäusten fielen sie sich schließlich abgekämpft, entkräftet und erleichtert in die Arme – das Managerboxen oder auch „White Collar Boxing" war geboren.

Der Erfolg der Idee, Verhandlungen von den Leadern persönlich austragen zu lassen, blieb nicht lange aus, und so schwitzen und trainieren heute Führungspersönlichkeiten aus der Medizin, der Wirtschaft oder Topseller weltweit ihre „Softskills". Sie tauschen Hemd, Schlips und Anzug mit Sportklamotten, Turnschuhen, Bandagen und Boxhandschuhen, um nach einem mühsamen Arbeitstag die Fäuste fliegen zu lassen. Heute sind es weniger die konträren Ansichten zweier Persönlichkeiten, die zum Managerboxen verleiten, als vielmehr die Tatsache, dass diese Menschen den professionellen Umgang und die Disziplin im Training schätzen. Sie lassen abends Dampf ab und sammeln wertvolle psycho-physische Erfahrungen. Sie tanken eine Stunde Lebensqualität in jedem Training, werden fit, haben Spaß und schalten von ihrem stressigen Alltag ab. White Collar Boxing ist schon lange keine reine US-amerikanische Mode mehr. Ob in Deutschland, der Schweiz, in Österreich oder sonstwo in Europa, der Trend ist ungebrochen und scheint eher stärker zu werden.

2.2 Historische Vorläufermodelle eines kultivierten Zweikampfs

Nach Hartnack (2013) besteht eine lange schulsportliche Tradition zur Integration von Kampfsportarten in den Schulsport. So führt bereits der Philanthrop Johann Christoph Friedrich Gutsmuths (1759–1839) zur Goethezeit in seinem Buch „Gymnastik für die Jugend" (1804) ein gemäßigtes Ringen neben Laufen, Werfen, Heben, Balancieren oder Tanzen auf.

Neben dem Ringen integrierte in der gleichen Epoche Vieth (1795), Turnpädagoge und Lehrer einer öffentlichen Schule in Dessau, in sein „System der Leibesübungen" sogar noch den Faustkampf, das Kopffechten – entweder als einzelne Form oder sogar in fassender Kombination mit dem Ringen (Vieth 1795). Vieths Regelmodifikationen ähneln dabei sehr dem modernen Managerboxen:

> Wenn zur Uebung ein solcher Kampf angestellt wird, so können Schläge auf gewisse Theile, z.B. auf den Kopf, an die Schläfe, ins Gesicht, auf den Magen usw. vertragsmäßig ausgeschlossen, und nur solche, die nicht leicht gefährlich seyn können, z.B. auf die Brust, auf die Schultern, auf die Arme, verstattet werden. (Vieth 1795, S. 494)

2.3 Managerboxen und Kampfsport – Unterschiede

In dem bislang Geschriebenen wird der Unterschied vom Managerboxen und dem klassischen Boxen schon deutlich. Nun betrachten wir die gesundheitsrelevanten Faktoren dieser Sportart. So sind es gerade die entstressenden Trainingsinterventionen, die es dem Managerboxen ermöglichen, präventiv und positiv auf das Wohlbefinden einzuwirken. Schläge, die zu schweren Schädel-Hirn-Traumata (SHT) führen, sind ebenso nicht mehr vorgesehen wie durch Kopftreffer verursachte behandlungswürdige Blessuren, Schwellungen und Cuts (Risse der Haut; ◘ Abb. 2.2). Diese Folgen sind der entscheidende Grund, warum auf diese Zielregion weitestgehend verzichtet wird (◘ Abb. 2.1).

Welcher Leader eines Unternehmens kann es sich schon leisten, im Gespräch mit Verhandlungspartnern regelmäßig mit einem „Veilchen" zu sitzen? Somit ist eine temporäre oder dauerhafte Meidung dieser Trefferregion angebracht. Alternativ wird deutlich mehr Wert auf eine ausreichende Schutzausrüstung (Kopfschutz) im Sparring gelegt.

Da das sportliche Ziel nicht zwingend ein Wettkampf oder Turnier ist, kann auf individuelle Wünsche, die sonst einer leistungssportlichen Trainingsplanung entgegenwirken, eingegangen werden. So sind je nach zeitlichem Rahmen und Tagesform des Kunden Adaptionen in der Methodik und im Personal-Training möglich. Das Personal- oder Kleingruppen-Training ist die Idealform, um schnelle Trainingserfolge zu generieren, auf individuelle Wünsche einzugehen und auf Zeitvorgaben optimal reagieren zu können.

Das Managerboxen ist ein spannendes, fitmachendes und stressbekämpfendes Werkzeug für Menschen mit wenig Zeit und hohen Ansprüchen.

◘ Abb. 2.1   Kühleisen

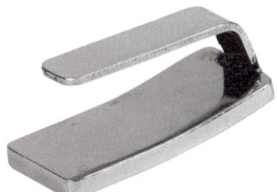

◘ Abb. 2.2   Häufige „Cut-Regionen". (Mod. nach Minkoff et al. 1997)

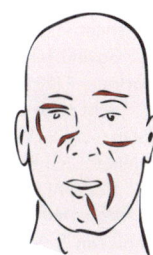

2.4 Wettkampfsysteme und Organisationen

Boxen ist in vier große Verbände (International Boxing Federation [IBF], World Boxing Association [WBA], World Boxing Council [WBC], World Boxing Organization [WBO]) und zahlreiche kleine Verbände aufgespalten. Das Amateurboxen ist ein Bestandteil der Olympischen Sommerspiele und genießt so internationale Reputation, wohingegen das Profiboxen die Zuschauer mehr zu faszinieren scheint. Boxen ist heute, im Gegensatz zu seinem olympischen Ursprung, eine gewichtsklassenorientierte Sportart. Die zehn unterschiedlichen Klassen reichen von < 46 kg bis > 91 kg (Boxsport Verband und AIBA).

Das Fechten mit den Fäusten, im Ring ausgetragen, dauert bei den Amateuren oder im Profitum unterschiedlich lange. Von 12 × 3 Minuten bis hin zu 3 × 3 Minuten bei einer Minute Pause gibt es unterschiedliche Systeme (Thomson et al. 2013; Axenfeld u. Paus 1980). In jeder Runde bewerten die Schiedsrichter die Leistung der Boxer und zählen die regelkonformen Schläge, die in den Zielregionen beim Gegner ankommen (Davis et al. 2013). Als Trefferfläche kommen die Vorderseite und die Seiten des Kopfes sowie der Körper oberhalb der Hose (des Gürtels) infrage (El Ashker 2011). Dabei darf lediglich mit der Frontseite der Faust, den Knöcheln, geschlagen werden, selbstverständlich von einem mit Dämmstoffen und Leder gepolsterten Handschuh umgeben. Ein Athlet kann seinen Kampf gewinnen, indem er seinen Gegner K.o. schlägt oder er nach Punkten, am Ende der Kampfzeit, vorne liegt. Ebenso führen die Aufgabe des Kontrahenten wie auch gravierende Regelverletzungen zum vorzeitigen Sieg.

> Im Wettkampfboxen gelten als gültige Trefferflächen die Vorderseite und Seiten des Kopfes sowie der Körper oberhalb des Gürtels. Die Kampfdauer variiert.

Literatur

Axenfeld T, Paus H (1980) Lehrbuch und Atlas der Augenheilkunde, 12., völlig neu bearb. Aufl. Unter Mitarbeit von Rudolf Sachsenweger u.a. G. Fischer, Stuttgart

Davis P, Wittekind A, Beneke R (2013) Amateur boxing: activity profile of winners and losers. Int J Sports Physiol Perform 8: 84–91

El Ashker S (2011) Technical and tactical aspects that differentiate winning and losing performances in boxing. Int J Perform Anal Sport 11: 356–364

Hartnack F (2013) Historische Entwicklung von Kämpfen, Ringen und Raufen im Schulsport. Sportunterricht 62(9): 269–275

Vieth G (1795) Versuch einer Encyklopädie der Leibesübungen. Carl Ludwig Hartmann, Berlin

Minkoff J, Simonson B, Cavaliere G (1997) Verletzungen und Überlastungsschäden im Boxen. In: Renström PAFH (Hrsg) Sportverletzungen und Überlastungsschäden. Prävention, Therapie, Rehabilitation. Deutscher Ärzte-Verlag, Köln, S 469–516

Thomson E, Lamb K, Nicholas C (2013) The development of a reliable amateur boxing performance analysis template. J Sports Sci, 31: 516–528

Internetadressen

International Boxing Association (AIBA): AIBA Open Boxing Competition (Rule.1). http://aiba.s3.amazonaws.com/2015/02/AOB-Competition-Rules-2015-09-11.pdf (Zuletzt gesehen am 18.10.2016)
Boxsport Verband e.V.: http://www.box-sport-verband.de/wp-content/uploads/2014/06/WB-Endfassung-vom-21-06-2014.pdf (Zuletzt gesehen am 02.12.2017)

Leistungsphysiologie

Jürgen Fritzsche

Literatur – 14

© Springer-Verlag GmbH Deutschland, ein Teil von Springer Nature 2018
J. Fritzsche, C. Raschka, *Managerboxen*,
https://doi.org/10.1007/978-3-662-56052-5_3

Warum Boxen trainieren? Diese Frage stellen sich viele. Im Fernsehen werden spektakuläre Kämpfe immer und immer wieder gezeigt, und dass blutige Kämpfe beliebter sind als technisch-taktisch geführte, scheint Allgemeinwissen (Sonnenberg 1996). Ohne Vorurteile betrachtet, bietet Kampfsport aber mehr als gebrochene Nasen. Neben der Entwicklung von „Mut, Willenskraft, Selbstvertrauen, Disziplin, Widerstandsfähigkeit und Ausdauer" (ebd.) ist Boxen ein hervorragendes Mittel zu körperlicher Ertüchtigung. Boxende Athleten erscheinen meist drahtig und austrainiert. Die Zeiten adipöser Schwergewichtsweltmeister sind schon lange vorbei. Heute findet sich bei den Kämpfern ein mittleres subkutanes Körperfett von 9–10 % (Smith 2006).

> Wettkampfboxer weisen im Mittel einen prozentualen Körperfettanteil von nur 9–10% auf. Im Training beträgt der Energieverbrauch ca. 674 kcal pro Stunde.

Die Endomorphiewerte dieser Athleten sind niedriger als diejenigen von Breitensportlern. Bei den Mesomorphiewerten zeigen sich erwartungsgemäß höhere, athletischere Werte als bei denjenigen von Nichtathleten. Der physische Charakter eines Boxers kann demnach mit athletisch und tendenziell schlank beschrieben werden (Noh et al. 2014). Hier findet sich auch einer der Gründe, weshalb der Fitnessmarkt den Kampfsport als Trainingsmethode entdeckt hat. Die körperformende Wirkung eines Boxtrainings ist unbestritten. Der hohe Kalorienverbrauch von fast 700 kcal/h macht aus einer Übungsstunde ein ideales Abnehm- und Fitnesstraining für die breite Masse (Chatterjee 2006; Kravitz et al. 2003; Bellinger et al. 1997).

Das Stoffwechselprofil im Amateurboxen ist überwiegend aerob. Das wird durch das häufig als Trainingsmaßnahme eingesetzte Lauftraining vorbereitet. Addiert man die zu absolvierenden Rundenzeiten (3 × 3), so ergibt sich daraus eine Möglichkeit, ein Überpotenzial an Ausdauer herzustellen, wenn die Trainingsinterventionen größer als 9 Minuten sind. Kritisch hinterfragen lässt sich, warum so viel aerobe Belastung gesetzt wird, wenn doch die Explosivität und schnellkräftige Aktionen eher siegentscheidend zu sein scheinen. Je nach Plan für mögliche Trainingsinterventionen lässt sich das aerobe oder auch anaerobe Stoffwechselsystem beeinflussen (trainingsworld.com). Zweistellige Laktatwerte zeugen von der enormen Intensität, die solche Trainingsinterventionen mit sich bringen können (Smith 2006).

Im Vergleich zu anderen Kampfsportarten müssen Weltklasse-Amateurboxer größten anaeroben Beanspruchungen standhalten können: So lagen bei ihnen die Laktatkonzentrationen nach drei 3-Minuten-Runden bei durchschnittlich 13,6 mmol/l (Hanon et al. 2015; trainingsworld.com), nach der Karate Kata bei 8 mmol/l (Bussweiler u. Harmann 2012), im Taekwondo bei 11 mmol/l (Bridge et al. 2011) und im Judo (Degoutte et al. 2003) bei 12 mmol/l.

> Die mittlere Laktatkonzentration lag nach drei 3-Minuten-Runden bei Weltklasse-Amateurboxern mit 13,6 mmol/l höher als bei entsprechenden Belastungssituationen im Karate, Taekwondo oder Judo.

Mit der Änderung im Wettkampfsystem auf vier Runden à 2 min. scheinen die anaeroben Kapazitäten weiter ausgebaut werden zu müssen. Maximale Pulswerte von über 190 Schläge pro Minute (trainingsworld.com) werden erreicht. Die Turnier- und damit auch die Trainingskämpfe werden immer schneller und athletischer. In geringerer Zeit müssen mehr Aktionen untergebracht werden. Dies hat selbstverständlich trainingsmethodische Konsequenzen. Das anaerobe System muss vorbereitet werden, um diesen Belastungen Rechnung zu tragen. So fanden Davis et al. (2016) heraus, dass Frauen, die erstmals 2012 bei Olympischen Spielen mitboxen durften, eine unglaubliche Dynamik zeigten. Etwa 1,6 Aktionen pro Sekunde wurden damals durchgeführt. Es zeigte sich, dass die aktiveren Kämpferinnen die siegreicheren waren. Im Schnitt schlugen sie 16-mal in der Minute, zeigten ein 3,3-mal aktiveres Verteidigungsverhalten – und das bei einem starken Hüfteinsatz (63-mal pro min.)

Untersuchungen von Beneke et al. (2013) demonstrieren die Heterogenität der Stoffwechsellage bei einem Boxer. Ihre Untersuchungen von 3 × 3 Minuten dauernden Kämpfen ergaben eine überwiegend aerobe Stoffwechsellage (73%). Ferner fanden sie heraus, dass diese Wettkampfform eine dynamische Führhandarbeit („Jab") verlangt. Damit sollen die nachfolgenden Schlagkombinationen erarbeitet werden. Die aerobe Fitness ist ein bedeutsamer qualitativer Faktor beim Boxen. So wurden von Arseneau et al. (2011) bei erfahrenen jungen Amateurboxern im Durchschnitt relative Sauerstoffaufnahmewerte von 62,2 ml/kg/min für die meisten Trainingsübungen wie Sparring und Pratzenarbeit gemessen. Die hohen Anforderungen an die kardiorespiratorische Ausdauer (VO_2max) müssen im Training abgebildet werden.

Die Pratzenarbeit ermöglicht es, im Gegensatz zum gegnerorientierten Sparring, mehr Dynamik und Geschwindigkeit in die Schläge zu legen. Im Trainingskampf muss sonst erst eine Lücke gesucht und auf die Attacken und Konter des Kontrahenten geachtet werden. Dies reduziert die Schlaggeschwindigkeit zugunsten der Achtsamkeit vor Treffern. Es ist festzuhalten, dass jedes trainingsmethodische Mittel ein eigenes physiologisches Leistungsprofil aufweisen kann (Tab. 3.1).

> Boxen ist ein Sport, der eine breite Palette von offensiven, defensiven (Abwehren, Ausweichen) und Konterfähigkeiten in einer unvorhersehbaren Variationsbreite vereinigt.

Die Beherrschung einer Vielzahl von komplexen motorischen Fähigkeiten erlaubt es dem Trainierenden, eine optimale psycho-physische Leistung im Training und im Wettkampf abzurufen. Demnach ist neben dem Training der konditionellen auch das Üben der koordinativen und technisch-taktischen Fähigkeiten unabdingbar.

Sich auf einen echten Kampf vorzubereiten bedarf eines gezielten Trainings und einer guten Trainingssteuerung. Sie nimmt bei Profis bis zu drei Monate täglichen Trainings in Anspruch (trainingsworld.com), um das wettkampfrelevante Leistungsniveau aufzubauen. Hobbysportler trainieren meist nicht täglich und vollführen selten Wettkämpfe, doch sollten auch sie einen Plan zum Erreichen ihrer Ziele haben.

Tab. 3.1 Leistungsprofil Boxen nach Ghosh (2010)			
Physiologisches Profil	3 × 3 Runden	2 × 4 Runden	2 × 6 Runden
Herzfrequenz (Schläge/min.)	178 ± 6	192 ± 6	190 ± 7
Blutlaktat (mMol/l)	8,3 ± 1,8	13,6 ± 3,2	14,5 ± 0,6

Literatur

Arseneau E, Mekary S, Léger LA (2011) VO_2 Requirements of Boxing Exercise. Journal of Strength and Conditioning Research 25(2): 348–359

Beneke R, Davis P, Leithäuser RM (2013) Aktionsprofil und Stoffwechsel des Amateurboxers im drei mal drei Runden Format. Leipziger Sportwissenschaftliche Beiträge 1: 52ff

Bellinger B, Gibson A, Oelofse A, Oelofse E, Lambert M (1997) Energy expenditure of a noncontact boxing training session compared with submaximal treadmill running. Med Sci Sports Exerc 29: 1653–1656

Bridge CA, Jones MA, Drust B (2011) The activity profile in international Taekwondo competition is modulated by weight category. Int J Sports Physiol Perform 6: 344–357

Bussweiler J, Harmann U (2012) Energetics of basic karate kata. Eur J Appl Physiol 12: 3991–3996

Chatterjee P, Banerjee AK, Majumdar P, Chatterjee P (2006) Energy expenditure in women boxing, Kathmandu University Medical Journal 4 (3), Issue 15: 319–323

Davis P, Benson P, Waldock R, Connorton A (2016) Performance analysis of elite female amateur boxers and comparison with their male countersports. Intern J Sports Physiology Perform 11(1): 55–60

Degoutte F, Jouanel P, Filaire E (2003) Energy demands during a judo match and recovery. Br J Sports Med 37: 245–249

Ghosh A (2010) Heart Rate, Oxygen Consumption and Blood Lactate Responses During Specific Training in Amateur Boxing. Intern J Appl Sports Sci 22(1): 1–12

Hanon C, Savarino J, Thomas C (2015) Blood lactate and acid-base balance of world-class amateur boxers after three 3-minute rounds in international competition. Journal of Strength and Conditioning Research 29(4): 942–946

Kravitz L, Greene L, Burkett Z, Wongsathikun J (2003) Cardiovascular response to punching tempo. J Strength Cond Res 17(1): 104–108

Noh J, Kim J, Kim M, Lee J, Lee L, Park B, Yang S et al. (2014) Somatotype Analysis of Elite Boxing Athletes Compared with Nonathletes for Sports Physiotherapy. J Phys Ther Sci 26: 1231–1235

Smith MS (2006) Physiological profile of senior and junior England international amateur boxers. J Sports Sci Med 5: 74–89

Sonnenberg H (1996) Boxen, Fechten mit der Faust, Weinmann, Berlin

Internetadresse

http://www.trainingsworld.com/sportarten/boxen-sti45512/boxtraining-1276887.html (Zuletzt gesehen am 05.10.2016)

Gesundheitliche Aspekte des Boxens

Christoph Raschka und Jürgen Fritzsche

4.1 Pro (Manager-)Boxen – 16
4.1.1 Alters-, Alzheimer- und Demenzprävention – 16
4.1.2 Sturzprophylaxe – 17
4.1.3 Stress- und Burn-out-Prävention – 18
4.1.4 Konzentration – 19
4.1.5 Emotionen – 22
4.1.6 Motivation – 24

4.2 Contra bestimmter boxerischer Trainingsformen – 25
4.2.1 Akute Folgen – 28
4.2.2 Subakute Folgen – 29
4.2.3 Chronische Folgen – 30

Literatur – 30

© Springer-Verlag GmbH Deutschland, ein Teil von Springer Nature 2018
J. Fritzsche, C. Raschka, *Managerboxen*,
https://doi.org/10.1007/978-3-662-56052-5_4

4.1 Pro (Manager-)Boxen

Das Boxtraining aktiviert und baut eine mentale Stärke auf. Sich seiner Stärken bewusst zu werden ist nicht nur für Manager und leitende Personen wichtig – es ist ein Ziel für jedermann. In einer 60-minütigen schweißtreibenden Einheit ist man immer im Hier und Jetzt. Im Gegensatz zum Joggen oder Radfahren in der Natur, wo der Kopf weiter die nächsten Termine durchgehen kann, ist man im Boxen mit sich und dem Gegner beschäftigt. Man blendet die Geschäftswelt aus und fokussiert sich auf das Kommende (gegnerisches Problem). Man kann den beruflichen Stress ausblenden, regelrecht abschalten und kommt dennoch aktiviert und mit mehr Durchsetzungsvermögen in die nächsten Verhandlungen. Dieses Ganzkörpertraining ist mehr als nur ein Fitnessersatz – es ist ein psycho-physisches Persönlichkeitstraining!

4.1.1 Alters-, Alzheimer- und Demenzprävention

Schon Untersuchungen von Jordan et al. (1997) belegen, dass bestimmte genetische Prädispositionen (Allelvariante ε4 des Apolipoproteins E; APOE) zu einer Erhöhung eines Enzephalopathie-Risikos bei Boxern beitragen. Diese Mutation beeinflusst die Regeneration von Nervenschädigungen negativ. Mendez (1995) sowie Cordeiro und de Oliveira (2001) zeigen auf, dass Gleichgewichtsstörungen, chronische traumatische Enzephalopathien, Dysarthrie, Ventrikelvergrößerungen, zerebrale oder zerebelläre Atrophien als Symptome bei Ex-Profiboxern gefunden werden können. Des Weiteren berichten neuere Studien von deutlichen Problemen des Aufmerksamkeitspotenzials, sensorischen Defiziten und Hirnveränderungen sowie einer Erhöhung des Parkinson-Risikos mit der Anzahl der Kämpfe (Lolekha et al. 2010; Di Russo u. Spinelli 2010; Vent et al. 2010).

Dem gegenüber steht die mögliche Reduzierung altersbedingter degenerativer Prozesse durch das Boxen.

> Boxen kann nicht nur die bekannten Schäden im Gehirn induzieren, sondern auch einen Beitrag dazu leisten, multiple altersbedingte degenerative Prozesse zu reduzieren.

Das Managerboxen kann dazu dienen, die Körperfettmasse zu reduzieren, die Körperkraft zu optimieren, die Ausdauer zu verbessern und koordinative Akzente zu setzen. Gerade kognitive Herausforderungen und körperliche Aktivität sind neben sozialen Netzwerken zwei der drei wichtigsten Faktoren zur Verlangsamung altersbedingter Prozesse wie z. B. der Demenz (Fratiglioni et al. 2004). Körperliche Fitness kann dabei die Wahrscheinlichkeit des Auftretens von altersbedingten Problemen wie Krebs, Herzerkrankungen, Diabetes und dem Metabolischen Syndrom reduzieren (in Bherer et al. 2013).

Aichberger et al. (2010) berichten, dass Personen, die sich sich regelmäßig (> 1-mal/Woche) physisch beschäftigen, einen geringeren, altersbedingten kognitiven Verfall aufweisen als Probanden ohne sportliche Betätigung – unabhängig von der Art der Bewegung. Positive Begleiterscheinungen des Sporttreibens sind nach Spirduso et al. (2005), dass neben dem Zuwachs an Kognition über einen gesunkenen Stresslevel auch eine bessere

Schlafhygiene und ein reduziertes Risiko für die Koronare Herzkrankheit beziffert werden kann.

Der Alzheimer Association (2011) zufolge haben 13% der 65- bis 85-Jährigen und 43% der Personen, die älter als 85 Jahre sind, eine Alzheimererkrankung. Aktuell gibt es immer noch keine Heilung. Es hat sich jedoch gezeigt, dass körperliche Betätigung die Wahrscheinlichkeit, an Morbus Alzheimer zu erkranken, signifikant reduziert. Geda et al. (2010) fanden heraus, dass schon ein moderates Training, in den mittleren Jahren beginnend, das Risiko, an einer milden kognitiven Beeinträchtigung zu erkranken, um 39% senkte. Fängt eine Person damit erst in späteren Jahren an, so sinkt das Risiko immer noch um 32%. Burns et al. (2008) stellten fest, dass ein höherer Grad an Fitness bei beginnendem Morbus Alzheimer stark mit einer höheren Gehirnmasse (weniger Gehirnatrophie) assoziiert ist. Wie auch immer, Untersuchungskollektive mit einer nachweislich höheren Aktivität zeigen deutlich weniger Demenz im fortgeschrittenen Alter. Dies gilt nicht nur für Ausdauersporttreibende, sondern auch für Personen, die ein Krafttraining ausführen. Zusätzlich führt ein Mehr an Sport zu einem reduzierten Body Mass Index (BMI), einer besseren pulmonalen Funktion, verringerten Risiken, an Gefäßleiden zu erkranken, und einem besseren Apolipoprotein-E4-Status.

4.1.2 Sturzprophylaxe

Ein weiterer Aspekt ist der mit dem Mehr an sportlicher Bewegung einhergehende verzögerte Effekt, altersbedingt an kognitiven Fähigkeiten einzubüßen. Damit assoziiert verringert sich auch das Sturzrisiko.

Zahlreiche Untersuchungen an gesunden, gebrechlichen, kognitiv leicht eingeschränkten und dementen Personen konnten zeigen, dass eine Verbesserung der physischen Fähigkeiten und der exekutiven Funktionen eine hervorragende, nichtmedikamentöse Intervention darstellt, altersbedingte kognitive Leistungsminderungen zu reduzieren und zusätzlich zu einer Sturzprophylaxe beizutragen.

Gregory et al. (2012) fanden heraus, dass schon ein recht simples Ausdauertraining zu einer Volumenzunahme spezifischer Hirnareale im Hippocampus führte. Wie viel mehr muss dann ein koordinativ anspruchsvolleres Training in die Tiefe dieser Region oder in die Breite (weitere Areale) wirken?

So zeigt es sich, dass ein alleiniges Kardiotraining das Episodengedächtnis unterstützt, während ein Ganzkörper-Koordinationstraining (z.B. Thai Chi, vgl. Chang et al. 2012) dazu geeignet ist, die selektive Wahrnehmung auszubauen. Wagner (2009) zeigte vergleichbare Effekte auf eine verbesserte Koordination durch ein anderes Kampfsporttraining (Karate). Das „Wohlfühl-Gefühl" verbesserte sich dabei ebenso wie das Kurzzeit-Gedächtnis und das Prozeduale Gedächtnis.

> Ein modifiziertes Kampfsporttraining kann die Lebensqualität der Trainierenden verbessern und dabei die Sturzprophylaxe optimieren.

Eine Optimierung der Gleichgewichts- und Reaktionsfähigkeit durch das Partnertraining im Managerboxen trägt dazu maßgeblich bei. Straucheln und Stürzen kommt nicht nur bei Glatteis und bei älteren Menschen vor. Auch das hastige Ausweichen führt häufig zu ungewöhnlichen Bewegungen und zum Fallen. Gerade Personen im fortgeschrittenen Alter straucheln bis zu einer Wahrscheinlichkeit von 60% pro Jahr. Die Folgen eines Sturzes können beispielsweise Knochenbrüche o.Ä. sein, die anschließend zu belastenden Einschnitten im Alltag führen. So kann ein bedeutsamer positiver Beitrag des Boxens sein, durch das Erlernen von Elementen einer hochkomplexen motorischen Bewegungsform, verbunden mit spezifischen Fitness- und Athletikübungen, zur Sturzprophylaxe beizutragen.

Durch kontinuierliches Trainieren von Bewegungselementen aus dem Kampfsport lassen sich Gleichgewichtsfähigkeit, Muskelmasse und Muskelkraft, Ganggeschwindigkeit und Aufmerksamkeit von Sporttreibenden verbessern (www.meb.ovgu.de; Fritzsche u. Raschka 2007). Gerade die Kombination aus aerobem Training und koordinativen Herausforderungen, wie sie in allen Kampfsportarten anzutreffen ist, trägt dazu bei. Je nach dem Trainingsschwerpunkt können intensive oder extensive Reize gesetzt und so die Belastung und Beanspruchung zielgerichtet und individuell gesteuert werden. Die nicht endenden Möglichkeiten, die sich durch eine Kombination aller Aspekte ergeben, machen das Training so abwechslungsreich und sind anscheinend auch einer der Gründe für die Nachhaltigkeit des Erfolgs auf die Gesundheit in allen Altersstufen. In jedem Training ergeben sich neue Herausforderungen und zahlreiche positive Effekte mit den Sportgeräten oder dem Partner, werden neue Schlagabfolgen oder Bewegungskombinationen trainiert und letztlich die Kondition verbessert.

Hierzu kommt noch eine weitere Begründung für den koordinativen Erfolg eines Boxtrainings: Untersuchungen von Maillot et al. (2012) haben gezeigt, dass schon das Training mit einer Spielkonsole zu einer Koordinationsverbesserung führt. Wenn bereits Wii-Boxen eine Leistungssteigerung hervorruft, dann sollte erst recht das anspruchsvollere, weil weniger vorhersehbare „In-vivo"-Boxen mit Partner Optimierungen hervorbringen.

4.1.3 Stress- und Burn-out-Prävention

Stress ist ein subjektiv erlebter Zustand, der beispielsweise Furcht, Bestürzung und Hilflosigkeit auslösen kann. Gesteuert wird Stress durch diverse Hormonausschüttungen, die in ihrer Kombination für die mannigfaltigen Stressreaktionen verantwortlich sind. Eines der Hauptmerkmale, die sich einstellen, ist die Zunahme motorischer und kognitiver Fehlleistungen. Egal ob eine krisenbehaftete Situation vorliegt oder eine übermäßige Diskrepanz zwischen Anspruch und Leistung vorherrscht, die Folge ist ein energetischer Mehraufwand an Steuerungsmechanismen zur Fehlerkorrektur. Allein dadurch entsteht eine höhere psycho-physische Belastung (Hazard-Strategie). Hier kann Sport einen Beitrag zur Stressprophylaxe leisten. Wenn dieser auch noch körperlich und geistig gut vorbereitet wird, ergeben sich umfangreiche Interventionsmöglichkeiten für jedermann.

Untersuchungen von Oswald et al. (2002) belegen, dass durch eine Kombination von motorischer und kognitiver Aktivierung die kognitiven Funktionen älterer Personen stärker verbessert werden als durch getrennte Interventionen. Es konnte belegt werden, dass ein Karatetraining die emotionale Befindlichkeit deutlich verbessern kann.

> **Ein Kampfsporttraining (z.B. Karate) kann die emotionale Befindlichkeit überzeugend optimieren.**

Für die Kombination motorischer und kognitiver Aktivitäten konnten positive Effekte aufgezeigt werden. Die Bewältigung hoher und höchster motorischer Herausforderungen und die Steigerung des Selbstwertgefühls können auch für das Boxen angenommen werden. Das Erlernen von komplexen Schlagkombinationen und das Interagieren mit dem Partner beim Managerboxen sollten kognitive Prozesse optimieren und den Ergebnissen anderer Kampfsportarten nahekommen (Dahmen-Zimmer u. Jansen 2015; Witte et al. 2016).

4.1.4 Konzentration

Weltklasseathleten und Erfolgstrainer heben als einen der entscheidenden Faktoren in der Leistungsrealisierung immer wieder die mentale Stärke der Elitesportler hervor. Obwohl Boxen extrem körperlich ist, wird die Wichtigkeit mentaler Strategien nie unterschätzt. So wird Constantine „Cus" D'Amato (1908–1985), dem Trainer von Floyd Patterson und Mike Tyson, der Satz, dass „Kämpfe im Kopf gewonnen und verloren werden", zugeschrieben. Damit fasste er die Wichtigkeit mentaler und kognitiver Faktoren für Training und Wettkampf treffend zusammen. Entscheidend ist dabei, das psychische Niveau auch in der direkten Konfrontation mit dem Gegner abrufen zu können, und nicht nur als „Trainingsweltmeister" zu Hause. Psychische Eigenschaften wie Stabilität, Selbstbewusstsein, ein gesundes Maß an Aggressivität und eine gute Konzentrationsfähigkeit müssen optimal vorbereitet werden, um in der Auseinandersetzung mit dem Gegenüber die Waage von Sieg oder Niederlage zur „richtigen" Seite ausschlagen zu lassen.

Sich auf bestimmte Dinge fokussieren und konzentrieren zu können ist nicht nur im Sport erfolgsentscheidend. Gerade durch die Kombination von motorischen und kognitiven Leistungen lässt sich erfolgreicher und stabiler lernen und Selbstvertrauen aufbauen (ein Schlüssel zum Erfolg).

> Kampfkünste sind hinlänglich dafür bekannt, dass sie helfen, sich auf physische, aber auch psychische Ziele zu fokussieren.

Walter (2012) zeigte, dass gezielte sportliche Interventionen, wie z.B. Karate, signifikant zur Verbesserung der Konzentrationsleistung bei Kindern in der Grundschule beitragen.

Um im Berufsalltag und im Boxring (◘ Abb. 4.1) bestehen zu können, bedarf es einer konsequenten und vielschichtigen Vorbereitung. Managerboxer sollten dazu in der Lage sein, Grenzen zu verschieben, gegebenenfalls Niederschläge einzustecken und, falls nötig, wieder aufstehen zu können. Den Fokus auf sein Ziel zu verlieren, unkonzentriert zu sein, können sich kein Boxer und keine Führungskraft leisten.

Auf das chaotische System einer Auseinandersetzung, eines Zweikampfs, sollte der „Leader" maximal vorbereitet sein. Leider ist nicht alles spontan entscheidbar, und so ist es wichtig, dass Strategien, Kondition und Taktiken vorher aufgebaut und implementiert werden. Dieses gegnerinduzierte System bedarf einer gewissen technisch-taktischen Flexibilität und immer der maximalen Konzentration auf den Gegner und dessen Handlungen, um dagegen bestehen zu können. Über ein gezieltes Kampfsporttraining wie Managerboxen gelangt der Trainierende zu einer Optimierung seiner (Konzentrations-)Leistungen. Im Ring muss er sich, hoch aufmerksam, ständig an die aktuelle Situation anpassen. Schwächen werden von des Gegners Seite nur zu gerne ausgenutzt, sodass ein Verlust der

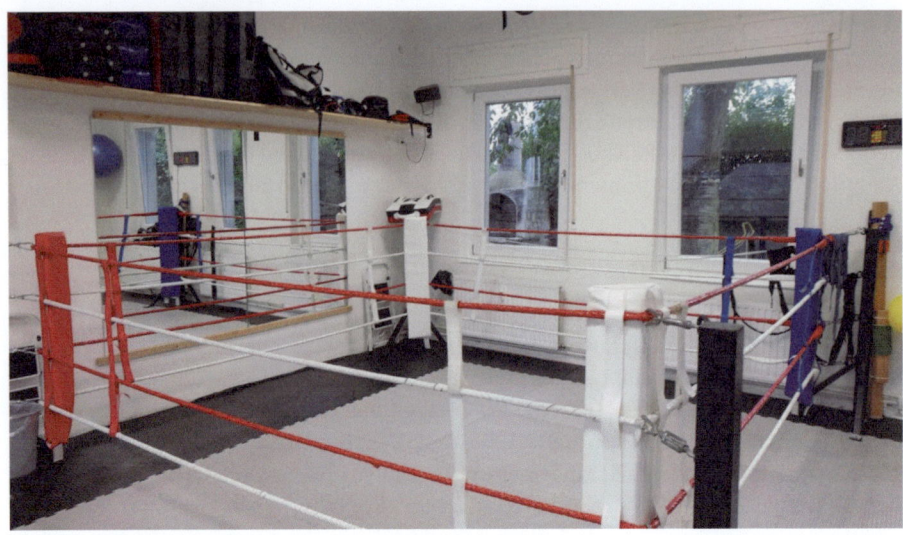

 Abb. 4.1 Boxring

Aufmerksamkeit über Sieg und Niederlage entscheiden kann. Das so gewonnene konzentrierte Selbstvertrauen mit einer gesteigerten zielspezifischen Achtsamkeit kann sich im Nachgang als extrem vorteilhaft auf die Arbeitsleistungen von Führungskräften auswirken.

Die hier vorgestellten Trainingsinhalte zum Managerboxen verhelfen dem Praktizierenden u.a. zur Verbesserung seiner aufgabenbezogenen Aufmerksamkeitsausrichtung. Sich situationsspezifisch konzentrieren zu können bedeutet im Boxen, sich ständig anpassen zu müssen, wach zu bleiben und sich auf Basis seiner Fähigkeiten gegnerischen Herausforderungen schnell und konsequent zu stellen. Gelingt dem Manager dies im Boxtraining, so lässt sich annehmen, dass ihn Alltagsstörungen in seinem Arbeitskontext seltener erfassen. Sein geschärfter Aufmerksamkeitsfokus führt zu weniger Ablenkungen und mehr Leistung und Produktivität (Beckmann u. Elbe 2008).

> Durch das psycho-physische Training werden leistungsrelevante kognitive Aufgaben bewältigt und positiv geankert. Der Transfer in den Arbeitsalltag ist so möglich.

Jeder Boxer sollte in der Lage sein, mehrere Konzentrationsstufen abrufen zu können und je nach Bedarf auf die eine oder andere „umzuschalten". Während des Kampfs muss sich ein „moderner Krieger" hauptsächlich auf das Hier und Jetzt konzentrieren. Es ist immanent wichtig, sich und sein Gegenüber im „engen" Fokus zu haben. Von Runde zu Runde muss ein Ist-Soll-Wert-Abgleich stattfinden, und unter Erschöpfung und Schmerzen müssen die richtigen Taktiken für die nächste anstehende Minute gefunden werden. Der aktuelle Schlagabtausch steht im Mittelpunkt, jedoch darf man den „weiten" Gesamtplan für den Kampf nicht aus den Augen verlieren (Tab. 4.1). Der Sportler muss sich überlegen, welche taktischen Schachzüge er in dieser oder in den nächsten Runden machen kann und was sein Gegner darauf antworten wird. In der Pause ist der ideale Zeitpunkt, um auf den weiteren Konzentrationsbereich umzuschalten. Hier wird sich nicht nur erholt und „aufgetankt", sondern es wird sich besprochen, und gegebenenfalls werden taktische Anweisungen neu festgelegt.

Kapitel 4 · Gesundheitliche Aspekte des Boxens

Nicht nur im Kampf, sondern auch im Training muss die Konzentrationsfähigkeit trainiert werden. Dies findet im Konditionsteil statt, wo der Sportler die Boxbirne in einem bestimmten Rhythmus bearbeiten muss, so wie das Laufen im Wald zur Optimierung der Grundlagenausdauer dient. Hierzu wird in einer minderen Intensität ein großer Laufumfang absolviert. Diese Zeit „draußen" kann genutzt werden, um sich seiner Gedanken und seiner Einstellung zur bevorstehenden Aufgabe klar zu werden. Hier ist Zeit zum Reflektieren und zum Fokussieren auf das Kommende.

Es ist wissenschaftlich belegt und allgemein bekannt, dass unter massiven physischen Belastungen kognitive Leistungen einbrechen. Hierzu gehören der Zweikampf und der dazugehörige Stress. Im Extremfall, beispielsweise unter psychischen und geistigen Belastungssituationen, bei Verlustangst, der Angst vor Versagen und Todesangst, bleiben oft nur noch rudimentäre Handlungsmuster abrufbar. Das Training und der Sport sind dazu geeignet, Stress zu reduzieren.

Tab. 4.1 Beispielhafte Aufmerksamkeitsausrichtungen im (Manager-)Boxen. (Mod. nach Müller et al. 2012)

	External			Eng
Weit	External-weit:		External-eng:	
	Boxen: Zeitpunkt vor dem Fight. Konzentration auf die Periodisierung, Trainingspartnerauswahl, Wettkampfort		**Boxen:** Zeitpunkt im Kampf. Konzentration auf den Opponenten und seine Handlungsmuster. Wichtig während der unmittelbaren Vorbereitung am Wettkampftag, des Kampfes und den Pausen	
	Managen: Strategiekonzepte, Vorbereitung auf eine Präsentation. Konzentration auf den Seminarraum (Büro vs. Hörsaal) und die Teilnehmer (Laien vs. Experten)		**Managen:** Schwere Verhandlungen. Abwägen aller Kommunikation und Fakten im Kontext der Situation. Spontane Adaptionen	
	Aufnahme vieler Informationen, sich Übersicht verschaffen, orientieren, viel Zeit, wenig Konkretes, hoher Handlungsspielraum		Stärken- und Schwächenanalyse des Gegenübers, um eigene Aktionen vorzubereiten, zu adaptieren und durchzuführen	
	Internal			
	Internal-weit:		Internal-eng:	
	Boxen: Zeitpunkt während des Wettkampfs. Was bewegt mich während des Kampfes? Taktikanpassung auf Basis dieser Erkenntnisse		**Boxen:** Unmittelbarer Zeitpunkt vor dem Wettkampf. Visualisieren der Techniken im Kampfgeschehen. Beachtung der Emotionen und Bedürfnisse	
	Managen: Verhandlungstaktik während einer Sitzung		**Managen:** Visualisation des Ablaufs der Hauptversammlung. Kommunikative Taktiken, Anekdoten, Einstiegswitz	
	Fokus auf die Psychophysis. Wahrnehmung der eigenen Befindlichkeit		Konzentration auf bestimmte Aspekte des eigenen Körpers, beispielsweise Konzentration auf Hunger, Durst, Atmung etc. Kann man sich fokussieren und die Steuerung behalten?	

Des Weiteren wird aber in gewisser Weise auch Stress in der Trainingshalle aufgebaut, um im Zweikampf besser damit umgehen zu können. Im Ernstfall bleibt der Geübte so länger handlungsfähig. Diese Stressresistenz gegenüber Katecholaminen und den Glukokortikoiden – den Hormonen, die für die Stressreaktion verantwortlich sind – hilft uns, nicht alle Energiereserven des Körpers sofort zu verzehren. Die belastungsinduzierte Erschöpfung, die sich bei einer „Verhandlung unter vier Fäusten" einstellt, lässt sich so verzögern, und wir bleiben länger konzentriert auf die Erreichung unseres Ziels.

Sowohl zur Bekämpfung von kurzzeitigem Stress (Katecholamine) als auch zur Reduktion von Glukokortikoid-Hormonen, die bei Langzeitstress von Bedeutung sind, hilft Sporttreiben. Der Mangel an körperlicher Aktivität ist einer der Hauptstressoren in unserer Gesellschaft und wird u.a. mit Konzentrationsschwächen assoziiert.

4.1.5 Emotionen

> » Emotion bezeichnet eine Gemütsbewegung im Sinne eines Affektes. Sie ist ein psychophysiologisches, auch psychisches Phänomen, das durch die bewusste oder unbewusste Wahrnehmung eines Ereignisses oder einer Situation ausgelöst wird. (wikipedia.org)

Wissenschaftliche Untersuchungen haben gezeigt, dass erfolgreiche Boxer vor einer Auseinandersetzung emotional positiv eingestellt sind (Healy u. Bourne 1995; www.trainings-world.com). Die Gewinner eines Kampfes konnten in mehr als 90% exakt bestimmt werden. Verlierer waren weniger positiv eingestellt, emotional und mental weniger gefestigt. Wenn der Boxer von sich, seiner Leistung und seinem Können überzeugt ist und jeden Kampf als Herausforderung nimmt, so ist ihm anscheinend der Erfolg gewiss.

> Der erfolgreiche Faustkämpfer verfügt über eine positive emotionale Einstellung vor der Auseinandersetzung.

Die meisten erfolgreichen Menschen, nicht nur Boxer, halten psychische Kraft und ein gesundes Selbstbewusstsein im Kontext emotionaler Kontrolle, beim Austeilen und Einstecken, für wichtige Erfolgsfaktoren (Hatton 2007). Ja, das kostet manchmal eine „blutige Nase" und bringt Blessuren mit sich, aber erfolgreiche Männer und Frauen können mit negativen Gefühlen umgehen und diese auf dem Weg zum Ziel in Energie verwandeln. So werden aus Entscheidungsangst durch geistige Flexibilität eine kreative Herausforderung und aus der Furcht vor Misserfolg und Versagen ein Vorgehen mit Mut zur Lücke (Pareto-Prinzip).

Wenn ein Boxer Schmerzen erfährt und der Kampf verloren zu gehen droht, wenn er wütend und aggressiv wird, dann sind dies starke Emotionen, die er in Positives umwandeln kann.

> Aggression bedeutet „Heranschreiten", sich dem Problem, der Aufgabe, dem Gegner nähern.

Nicht weglaufen, den Kopf in den Sand stecken und einfach weitermachen. Nein, „Heranschreiten" und die Herausforderung annehmen sind die Aufgaben „moderner Krieger" in Sport und Business. Mit dem Ziel im Auge und dem Wissen um das eigene Können in der (Trainings-)Tasche gilt es, kommende Herausforderungen zu meistern. Aggressionen sind hier im Gegensatz zu blinder Wut als positiv besetztes Tool unserer Leistungsbox anzusehen. Wut hemmt unsere Handlungen, schränkt unser Repertoire ein und macht uns angreifbar. Der Spruch „Hunde, die bellen, beißen nicht" warnt uns gerade vor den schweigsamen, ruhigen und stillen Wassern. Emotionale Kontrolle bedeutet nicht, emotionslos zu sein, sondern ruhig und besonnen sich seiner Gefühle bewusst zu werden und kongruent mit ihnen den Kampf anzunehmen (Hatton 2007).

In den aggressiven, eher körperlich betonten Phasen eines Kampfes wird der Gegner gestellt und bedrängt, er wird in Handlungen verstrickt, und es wird versucht, sich den Schlägen, die auf einen selbst hereinprasseln, zu entziehen. In den Zwischenphasen, den ruhigeren und besonnenen Phasen, evtl. in der Pause eines Schlagabtausches oder der Rundenpause, wird die Zeit genutzt, neue taktische Überlegungen anzustellen. Dieses Wechselspiel der Handlungen führt zu einem Wechselspiel der Emotionen. Malen wir uns aus, was wir unter maximaler Anspannung an kognitiven, taktischen Entscheidungen treffen können – wenig bis gar nichts. Eine weitestgehend emotionale Kontrolle während eines Kampfes aufrechtzuhalten zu können lässt dem Gegner wenige Chancen, das kommende Verhalten zu antizipieren. Emotionen sollten demnach weitestgehend kontrolliert nach außen dringen.

Noch verheerender könnte eine Denkpause sein, wenn wir im direkten Zweikampf mit unserem Opponenten stehen. Idealtypischerweise lässt sich die psycho-physische Leistung im Training vorbereiten. Hier ist Platz, um das eigene Niveau zu optimieren, alle Eventualitäten durchzudenken und durchzuspielen. Aus konditionellen Gründen sollte nie ein Kampf verloren gehen. Dies ist der leichteste Teil des Kampfs, die Vorbereitung auf das Kommende. Um das eigene Potenzial voll ausschöpfen zu können, bedarf es immer der Vorbereitung. Die Fitness zu optimieren, Kraft und Schnelligkeit zu verbessern und seine Ressourcen so zu pflegen, sodass sie im Fall eines Kampfes sicher zur Verfügung stehen, ist das Ziel. Doch kennen wir viele „Trainingsweltmeister", die, bestens vorbereitet, dennoch ihre Emotionen nicht in den Griff bekommen, Lampenfieber haben und nicht in sich ruhen. Ihnen wird ihre zu große Vorstarterregung zum Verhängnis. Sie bekommen ihre Gefühle nicht in den Griff und zeigen in Relation zu ihrem wirklichen Leistungsvermögen eine unterdurchschnittliche Leistung. Ein Achtsamkeits- oder Mentaltraining könnte hier hilfreich sein. Dieses sollte schon weit vor dem Wettkampf implementiert und im täglichen Sparring geübt werden. Schläge auszuteilen und einzustecken lernt der Übende beim Sparring.

> » Es mag sich seltsam anhören, aber der Körper gewöhnt sich an die Schläge. In den ersten paar Tagen holt man sich beim Sparring zwar noch leicht ein paar Beulen, vor allem, wenn man richtig erwischt wird, aber nach einiger Zeit wird der Körper abgehärtet. (www.trainingsworld.com)

Im Sparring lassen sich mittels unterschiedlichster Situationstrainings Aufgaben durchdenken und gefahrlos ausprobieren, bis der Anfänger seine psycho-emotionalen Themen und Probleme in den Griff bekommt. Dieser Trainingswettkampf hilft bei der Emotionskontrolle, richtet die Konzentration auf das zu erreichende Ziel und das maßvolle Einsetzen der eigenen Ressourcen, ja er hilft letztlich bei der eigenen Persönlichkeitsentwicklung. Qualitativ unterschiedliche Lösungen können im Sparring leicht gesucht und gefunden werden. Einmal gefundene professionelle (Kampf-)Modelle lassen sich dann sichern und stabil als Lösungen ablegen und wiederholen. Dies gelingt nur mit Abstand zum Hauptstress (Wettkampf). Nur so lassen sich Problemlösungen finden.

Differenzierter und mit mehr Abstand vom emotionalen Kontrollverlust betrachtet, werden Probleme zu Herausforderungen. Lösungen rücken in greifbare Nähe. Unter dem Stress des ernsten Wettstreits oder harter Verhandlungen wären manche dieser Aufgaben sonst zum Scheitern verurteilt.

> Das Sparringen ist eine spezifische Übungsform des Trainings. Hier gilt es, bestimmte gesteckte Ziele zu erreichen. Siegen ist hier keine Option, sondern allein das Lösen der gestellten individuellen Aufgabe.

Weicht der Sportler davon ab und sieht sich wieder im Wettstreit mit seinem Gegner und diesen nicht als Partner an, so verliert er die emotionale Kontrolle und verliert die Herausforderung – er verliert den Kampf!

4.1.6 Motivation

Was bewegt mich? Was treibt mich an? Wie siege ich? Diese Fragen haben wir uns alle schon mal gestellt. Das Streben nach unseren Zielen ist uns sicherlich häufig, wenn auch nicht immer, bewusst. Es nimmt mehr oder weniger Raum in unserem täglichen Leben ein oder bestimmt gar ganze Lebensabschnitte. Die Aktivitäten, die notwendig sind, um unsere Wünsche zu erfüllen, sind mannigfaltig und werden nicht immer zielgerichtet betrieben. Einig sind sich aber alle Trainer und Experten in Bezug auf die Frage, woher Motivation kommen sollte – nämlich von innen, von uns selbst.

Egal, wie motiviert eine Person durch eine Belohnung durch ihren Chef oder Trainer ist – dauerhafte Motivation ist immer Selbstmotivation, ist immer intrinsisch und kaum von außen gesteuert. Gesteckte Ziele erreicht man leichter, wenn es gelingt, innere Werte und Ansprüche miteinander zu verbinden. Extrinsische Strategien sind sicherlich hilfreich und mancherorts angesagt, jedoch dienen sie allzuoft nur temporären Leistungssteigerungen. Der Schüler wird vom Lehrer gewissermaßen geködert. Nachhaltigkeit lässt sich so jedoch nur in Abhängigkeit von extrinsischen Faktoren erreichen. Was aber, wenn die extrinsischen Ressourcen erschöpft sind? Wenn der Trainer, der normalerweise immer lobt, heute krank ist?

Führungspersönlichkeiten sollten daran interessiert sein, einen mündigen Sportler zu erziehen. Dieser kann dann aus eigener Kraft und jederzeit seine Leistungsvoraussetzungen festlegen und Leistungsreserven abrufen, indem er sich selbst motiviert.

> Der mündige Sportler kann sich jederzeit aus eigener Kraft motivieren, seine Leistungsvoraussetzungen festlegen und Leistungsreserven abrufen.

Unmotivierte Sportler leisten eigentlich bereits Widerstand gegen das Training, den Trainer oder das Umfeld. Sie sind evtl. überfordert und stehen unter Druck. Wachsender

Lethargie ist mit Motivation oder gar notwendiger Kritik schwer zu begegnen. Deshalb ist es wichtig, dieser im Vorfeld so rasch wie möglich zu begegnen.

Der Weg eines Anfängers ist steinig und langwierig. Personen, die schon in einer anderen Disziplin ein Leader und zu Meisterehren gelangt sind, fällt es zum Teil schwer, sich aufs Neue damit zurechtzufinden, als Lehrling zu agieren. Doch so wie Sprinter das Rennen über Krabbeln, Watscheln, Gehen und Laufen gelernt haben, so benötigt auch der Boxer eine gewisse Zeit, um sich mit den Techniken und Taktiken, der Kraft und Ausdauer zu beschäftigen. Hier liegt des Pudels Kern für den Motivationsverlust. So gut wie Führungspersönlichkeiten auf ihrem Gebiet sind, so wenige Erfahrungen haben sie in der neuen Herausforderung. Wenn dann gar ein Sparringkampf mit einem überlegenen Kontrahenten absolviert wird, ist Frust vorprogrammiert. Hier hilft nur die eigene Motivation, um am Ball zu bleiben und den Kampf zu einem anderen Zeitpunkt mit einem anderen Ende führen zu können.

Im Zweikampf muss der Kämpfer schon hochmotiviert sein, um das Risiko von Schmerzen und Verletzungen aktiv einzugehen. Die Brutalität, mit der manch ein Kampf geführt wird, kann Angst machen. Nur durch eine feste intrinsische Motivation bleibt die Zielfokussierung, den Kampf anzunehmen, gewisse Risiken einzugehen und letztlich als Gewinner den Ring zu verlassen. Es ist nicht nur damit getan, seine Schwächen zu verbergen und seine Stärken auszuspielen. Das versuchen viele – und scheitern. Der Weg ist das Ziel!

Uns muss im Gefecht der Fäuste bewusst sein, dass wir auch kämpfen wollen – mit allen Konsequenzen. Wir reden nicht von „Ich schubse dich und du schubst mich", sondern von einem harten Schlagabtausch gegen einen vielleicht überlegenen Gegner. Schon der chinesische General und Philosoph Sun Tzu (544–496 v. Chr.) beschreibt, dass er selbst den Kampfgeist eines überlegenen Gegners zu brechen vermag, indem er formlos wird und damit Herr der Situation (Krause 1996). Dabei ist das Ziel, den Kampf zu gewinnen, immer mit der Niederlage des Gegenübers verbunden. Boxen ist hart, aber fair. Jemandem absichtlich Schmerzen zuzufügen ist nicht jedermanns Sache, hier jedoch gewollt. Wenn eine Aktion zum psycho-physischen Einbrechen des Opponenten führt, dann wird in dieselbe Richtung weitergearbeitet. Der Gegner wird schwächer. Der siegwillige Boxer „bewegt sich" weiter auf sein gestecktes Ziel zu. Er ist motiviert, zu gewinnen oder wenigstens die gesteckten Aufgaben zu meistern!

> Boxer müssen die Erschöpfung des Gegners wahrnehmen, und wie Manager können sie deren Schwächen zu ihren Gunsten benutzen, um erfolgreich zum Abschluss zu kommen.

Die Auswahl eines adäquaten Mittels, um in die Lücke zu stoßen, gelingt nur, wenn der Kämpfer die gesamte Zeit über wach und konzentriert ist.

4.2 Contra bestimmter boxerischer Trainingsformen

Der „normale" Boxer unterliegt einem bestimmten Regelwerk. Nach diesem dürfen sich die Kontrahenten nur auf die Vorderseite des Oberkörpers bis zur Gürtellinie schlagen. Tiefschläge sind strengstens verboten. Manch ein Handschuh weist eine helle Markierung im Bereich der Knöchel auf. Damit ist die gerade im Amateur- und Trainingsbereich allein gültige Fläche gekennzeichnet, mit der zugeschlagen werden darf. Schläge mit der Handinnenseite oder dem Handrücken sind verboten. Kommt es dennoch zu einem solchen Schlag, einem Niederschlag oder einem Foul, so trennen sich die Boxer, gehen in ihre Ecke und warten, bis der Kampf fortgeführt werden darf oder abgebrochen wird. Das anschließende „shake hands" ist obligatorisch vor der Siegverkündung und zeugt vom Sportsgeist, der dem Boxen innewohnt.

Managerboxen hat ein anderes Ziel als Profi- und Amateurboxen. Kampfsportspezifisch typisch sind normalerweise Schläge gegen den Kopf. Dies führt häufig zu neurologischen Ausfällen. Was im Amateur- oder Profiboxen ausgemachtes Ziel auf dem Weg zum Sieg ([technischer] K.o.) ist, wird im Managerboxen vermieden. Die Praktizierenden sollen durch den Sport die Möglichkeit bekommen, sich körperlich zu betätigen. Ein K.o.-Sieg und gegebenenfalls schwere Verletzungen müssen ausgeschlossen werden (◘ Abb. 4.2). Diese Akteure können es sich in ihrem Business nicht erlauben, an den unmittelbaren Verletzungen oder gar an Spätfolgen dieser zu leiden. Aus diesem Grund lautet die wichtigste Regel beim Managerboxen:

> Im Managerboxen dürfen keine Schläge gegen den ungeschützten Kopf ausgeführt werden.

Schläge von frontal oder lateral auf den Kopf können im Gehirn zu diversen Traumata führen (◘ Abb. 4.3 und ◘ Abb. 4.4, vgl. rote Markierung dort). Auch wenn keine äußerlichen Schäden vorliegen, so können doch die hohen Winkelgeschwindigkeiten, die durch die Schläge auf den Kopf ausgeübt werden, zu subduralen Gefäßrissen und Blutungen führen. Schläge auf die Halsregion (Carotis) können Durchblutungsstörungen des Gehirns durch Hämatombildungen oder Risse auslösen (Minkoff et al. 1997; ◘ Abb. 4.5).

◘ Abb. 4.2 Kopftreffer

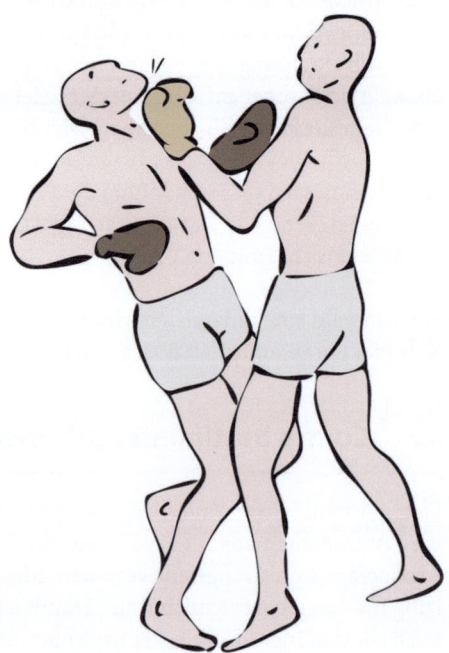

Kapitel 4 · Gesundheitliche Aspekte des Boxens

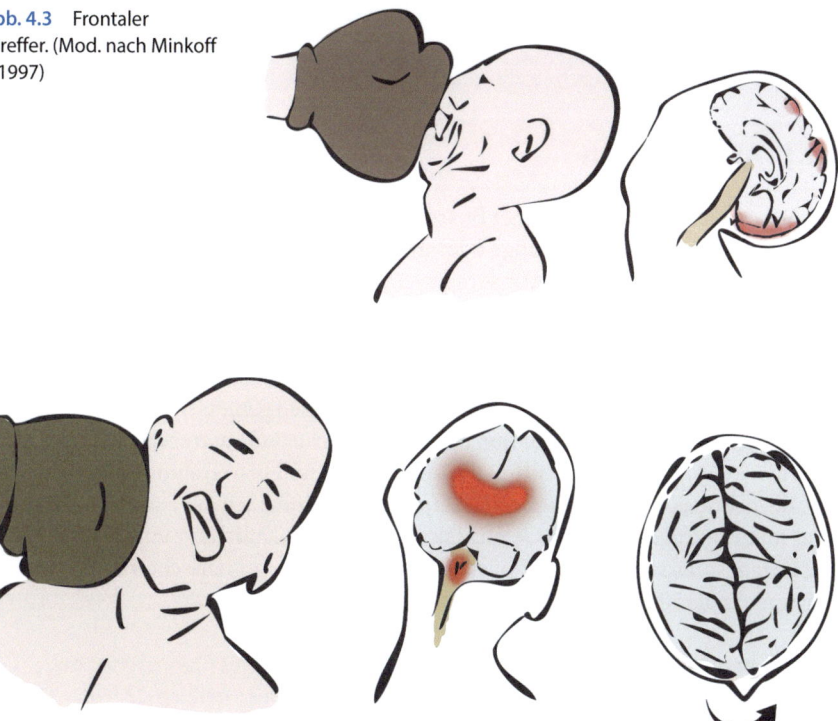

Abb. 4.3 Frontaler Kopftreffer. (Mod. nach Minkoff et al. 1997)

Abb. 4.4 Kopftreffer von lateral. (Mod. nach Minkoff et al. 1997)

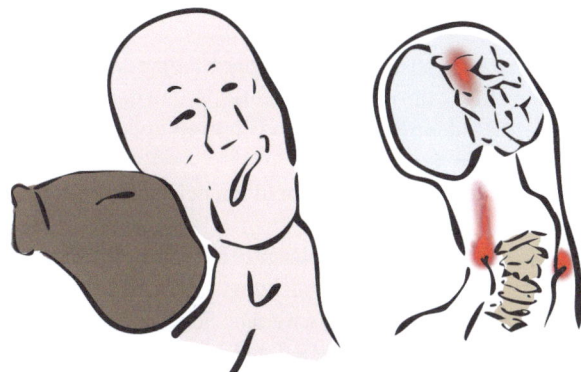

Abb. 4.5 Halstreffer von lateral. (Mod. nach Minkoff et al. 1997)

Kopftreffer können zu kurz- und langfristiger zerebraler Leistungsminderung führen. Daraus erfolgte Schädel-Hirn-Traumata können in akzidentelle akute schwere Traumata mit oftmals tödlichem Ausgang und in chronisch-repetitive subletale Traumata unterschieden werden (Matschke et al. 2011). Seit 1918 wurden weltweit etwa 1500 tödliche Verletzungen dokumentiert. Eine Großzahl davon wurde durch akute Subduralhämatome ausgelöst (ebd.). Ein möglicher Zusammenhang zu neurodegenerativen Prozessen wird angenommen.

> Weltweit wurden seit 1918 ca. 1500 tödliche Boxsport-Verletzungen dokumentiert, zum großen Teil bedingt durch akute Subduralhämatome.

4.2.1 Akute Folgen

Die Betrachtung der Mechanik der Boxschläge hilft bei der Beurteilung der Gefahren und Spätfolgen durch harte einmalige oder mannigfaltige Traumata. Die Geschwindigkeit der Faust und die Masse des Arms tragen ebenso zur einwirkenden Kraft und damit zur potenziellen Gefahr eines Stoßes bei wie die Masse des getroffenen Körpers oder Schädels. Der Schädel wird durch diese Kraft beschleunigt, und die sich berührenden Flächen (Boxhandschuh und Kopf) werden deformiert. Je härter die Flächen (Hand auf Kopf vs. Handschuh auf Kopf) sind, desto höhere Kräfte können gemessen werden. Das macht es unabdingbar, zur Traumareduktion eine Schutzausrüstung zu tragen (Unterharnscheidt u. Sellier 1966). Beim Zufügen eines stumpfen Schädel-Hirn-Traumas mit einer passageren Bewusstlosigkeit (K.o.) kann die Aufprallgeschwindigkeit der Faust zum Kopf 10 m/s und mehr betragen. Je nach Gewichtsklasse kann die Kraft auf mehr als 5000 Newton ansteigen, sodass eine Translationsbeschleunigung des gegnerischen Kopfes von kurzzeitig mehr als 50 g erreicht werden kann.

> Boxen hat die höchste Inzidenz einer Gehirnerschütterung (Concussion) bei Profi-Kampfsportlern (0,8 pro 10 Runden) und bei den Amateuren (7,9 pro 1000 Mann/Minute) (Tommasone u. Valovich-McLeod 2006).

Durch eine Rotationsbeschleunigung des Schädels führen Scherkräfte zu einer Stauchung, Zerrung und funktionellen Läsion zerebraler Bahnen im oberen Hirnstamm.

> Beim Aufprall des Kopfes auf dem Ringboden oder durch einen Faustschlag auf den Kopf kann es durch Beschleunigung und Aufprall der Hemisphären an der Schädelkalotte zu Coup- und Contre-Coup-Läsionen kommen.

Diese Verletzungen treten vor allem bei Profi-Boxern ohne Kopfschutz auf (Förstl et al. 2010; ◘ Abb. 4.6).

Zu den Olympischen Spielen 2016 in Rio wurden für die Box-Olympioniken die Kopfschützer abgeschafft. Untersuchungen der AIBA (www.faz.net) ließen den Rückschluss zu, dass ein Verzicht bis zu 43% weniger Schädel-Hirn-Traumata bringen könnte. Obwohl es Amateure sind, wurde hier auf diese Schutzausrüstung verzichtet, eventuell auch, um die Attraktivität dieser Sportart zu fördern. Ob das letztlich auf die Kosten der Gesundheit der Sportler geht, mag jeder selbst entscheiden und wird erst in späteren Jahren evaluiert werden können (◘ Abb. 4.7 und ◘ Abb. 4.8).

Es gibt zahlreiche Erhebungen zur Frage nach potenziellen Langzeitschäden im Boxen (vgl. Anders et al. 1977; Funke 1985). Nach Engelhardt et al. (1995) stehen beim Boxen die kranio-zerebralen Verletzungen im Vordergrund. Umfassende Darstellungen zur Traumatologie des Boxsports, die nicht der primäre Gegenstand des vorliegenden Buchs sein soll, finden sich für den interessierten Leser bei Lemme (2002), Minkoff et al. (1997) sowie Schmitt (2016).

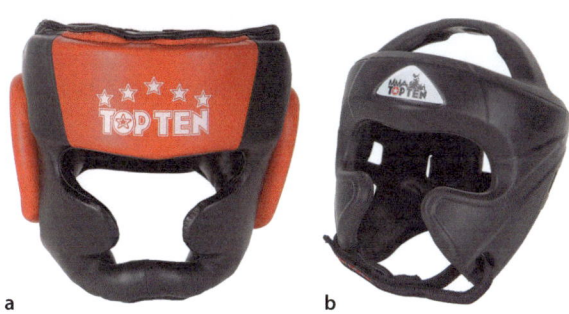

◘ Abb. 4.6a,b   Kopfschutz

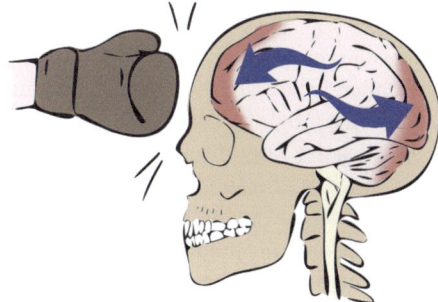

◘ Abb. 4.7   Contre-Coup-Läsion durch Kopftreffer. (Mod. nach Minkoff et al. 1997)

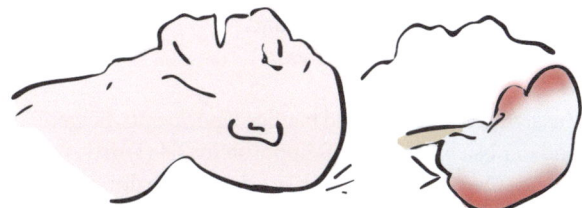

◘ Abb. 4.8   Contre-Coup-Läsion durch Sturz nach K.o. auf den Boden. (Mod. nach Minkoff et al. 1997)

Ein entscheidender Unterschied zwischen dem modernen Boxsport und dem Faustkampf des griechischen Altertums ist nach Hengst (1988) die große Brutalität in der Antike. Während seinen Angaben zufolge anfangs der Kampf mit bloßen oder mit weichen Lederriemen umwickelten Fäusten durchgeführt wurde, um Verletzungen zu vermeiden, versahen die vor größerem Publikum kämpfenden Berufsathleten dann ihre Hände mit harten Kernlederriemen, in welche Metallstücke und später sogar Metalldornen eingearbeitet waren. Treffer durften nur am Kopf erzielt werden, wohingegen Körpertreffer verboten waren (Cangioni 1977).

4.2.2 Subakute Folgen

Es konnte durch die Befragung von 632 japanischen Profiboxern festgestellt werden, dass nach einem K.o. beinahe die Hälfte am Folgetag fortbestehende Symptome wie Kopfschmerzen, Tinnitus, Vergesslichkeit, Hörstörungen, Schwindel, Übelkeit und

Gangstörungen aufwiesen. Etwa 10% der aktiven Boxer litten ständig an Beschwerden (Förstl et al. 2010). Für den Profisport mögen das vertretbare Begleiterscheinungen sein. Im Ausgleichsportbereich Managerboxen sind diese Symptome inakzeptabel.

4.2.3 Chronische Folgen

Neben den eben genannten akuten und subakuten Folgen leiden etwa 10–20% der Profiboxer unter anhaltenden neuropsychiatrischen Folgeerkrankungen.

> **10–20% der Profiboxer leiden unter anhaltenden neuropsychiatrischen Folgeerkrankungen.**

Hier sollen ein paar Beispiele der schwerwiegendsten Konsequenzen bei chronisch rezidivierenden Schädel-Hirn-Traumata genannt werden. Bezüglich der Motorik sind folgende Symptome möglich: Tremor, Dysarthrie, Parkinson-Symptomatik, Ataxie und Spastik. Bezüglich der Kognition sind dies: Verlangsamung, Gedächtnisstörung und Demenz. Im Bereich Erleben und Verhalten zeigen sich Depressionen, Reizbarkeit, Aggressivität, Kriminalität und Sucht (Förstl et al. 2010).

Die „Dementia pugilistica" bei Profiboxern (auch „Chronische Boxer-Enzephalopathie" genannt) droht bei folgenden Risikofaktoren:
- Alter > 28 Jahre,
- Karrieredauer > 10 Jahre,
- hohe Anzahl der Kämpfe und
- schlechte Abwehrreflexe.

Zusätzliche Faktoren sind häufige Knock-outs, längeres „Sparren", „gutes Stehvermögen" und der Nachweis des Apolipoproteins E4 (Förstl et al. 2010).

Die Darstellung der Schwere der Folgen durch Schläge auf den Kopf verdeutlicht, wie wichtig es ist, beim Managerboxen Schläge auf den Kopf absolut zu vermeiden. Es soll als gesundheitspräventiver Ausgleich dienen und nicht den beruflichen Alltag gefährden.

Untersuchungen von Kim et al. (2015) zeigten, dass Boxen nicht nur für die Athleten, sondern auch für die Trainer verletzungsträchtig sein kann. So sind überwiegend Bandverletzungen der oberen Extremitäten und chronische Schäden der Hand- und Fingerknöchel zu beobachten. Meist sind akute Probleme Folgen eines mangelnden Aufwärmregimes und eines Dehnens (Stretching) vor schnellkräftigen Aktionen. Wenn aber schon die Trainer, die es besser wissen sollten, sich beim Aufwärmen verletzen, kann ein achtsames Herangehen an diese Problematik für Sportler nur ratsam sein.

Literatur

Anders G, Felten R, Kirsch A (1977) Boxen und Gesundheit. Zur Frage von Langzeitschäden und ihrer Verhütung. Deutscher Ärzteverlag, Köln

Aichberger M, Busch M, Reischies F, Strohle A, Heinz A, Rapp M (2010) Effect of physical inactivity on cognitive performance after 2.5 years of follow-up: longitudinal results from the survey of health, ageing, and retirement (SHARE). GeroPsych 23(1): 7–15

Alzheimer's Association (2011) Alzheimer's disease facts and figures. Alzheimer's & Dementia 7(2): 5–10

Beckmann J, Elbe A-M (2008) Praxis der Sportpsychologie im Wettkampf- und Leistungssport. Spitta Verlag, Balingen

Bherer L, Erickson K, Liu-Ambrose T (2013) A Review of the Effects of Physical Activity and Exercise on Cognitive and Brain Functions in Older Adults. Journal of Aging Research Volume, Article ID 657508: 1–8

Burns J, Cronk B, Anderson H, Donnely J, Thomas G, Harsha A, Brooks W, Swerdlow R (2008) Cardiorespiratory fitness and brain atrophy in early Alzheimer disease. Neurology 71(3): 210–216

Chang Y, Pan C, Chen F, Tsai C, Huang C (2012) Effect of resistance-exercise training on cognitive function in healthy older adults: a review. J Aging Phys Act 20: 497–517

Cangioni P (1977) La fabuleuse histoire de la boxe. Edtion O.D.I.L., Paris

Cordeiro Q, de Oliveira A (2001) Sintomas parkinsonianos, cerebelares, psicóticos e demenciais em ex-pugilista. Arq Neuropsiquiatr 59(2-A): 283–285

Di Russo F, Spinelli D (2010) Sport is not always healthy: executive brain dysfunction in professional boxers. Psychophysiology 47: 425–434

Engelhardt M, Leonhard T, Abt HP (1995) Sportorthopädische Aspekte von Zweikampfsportarten. Boxen, Judo, Ringen ganz ohne Verletzungen nicht möglich. TW Sport + Medizin 5: 293–299

Förstl H, Haass C, Hemmer B, Meyer B, Halle M (2010) Boxen – akute Komplikationen und Spätfolgen. Von der Gehirnerschütterung bis zur Demenz. Dtsch Arztebl Int 107(47): 835–839

Fratiglioni L, Paillard-Borg S, Winblad B (2004) An active and socially integrated lifestyle in late life might protect against dementia, The Lancet Neurology 3(6): 343–353

Fritzsche J, Raschka C (2007) Sportanthropologische Untersuchungen zur Konstitutionstypologie von Elitekarateka. Anthropologischer Anzeiger 65(3): 317–329

Funke W (1985) Acht Jahre Langzeitstudie Amateurboxen. Eine Zwischenbilanz. DABV Eigenverlag, Olsberg

Geda Y, Roberts R, Knopman D (2010) Physical exercise, aging, and mild cognitive impairment. A populationbased study. Archives of Neurology 67(1): 80–86

Gregory S, Parker B, Thompson P (2012) Physical activity, cognitive function, and brain health: what is the role of exercise training in the prevention of dementia? Brain Sci 2: 684–708

Hatton R (2007) The Hitman: My Story. Ebury Press, London

Healy A, Bourne L (1995) Learning and Memory of Knowledge and skills. Perceptual and Motor Skills. Sage Publications, Vol. 81, pp 275–286

Hengst A (1988) Sportverletzungen und Sportschäden im Boxsport. Med. Diss., Universität Ulm

Jordan B, Relkin N, Ravdin L (1997) Apolipoprotein E epsilon4 associated with chronic traumatic brain injury in boxing. JAMA 278: 136–140

Kim K-W, Kim K-J, Chung J-W (2015) The study on sports injury of coaches in boxing training environment. International Journal of Applied Sports Sciences 27(1): 1–13

Krause D (1996) Die Kunst des Krieges für Führungskräfte. Ueberreuter, Berlin

Lemme W (2002) Boxsport. In: Klümper A (Hrsg) Sporttraumatologie. Handbuch der Sportarten und ihrer typischen Verletzungen. Ecomed, Landsberg, S II-12, 1–18

Lolekha P, Phanthumchinda K, Bhidayasari R (2010) Prevalence and risk factors of Parkinson's disease in retired Thai traditional boxers. Movement Disorders 12: 1895–1901

Maillot P, Perrot A, Hartley A (2012) Effects of interactive physical-activity video-game training on physical and cognitive function in older adults. Psychol Aging 27(3): 589–600

Matschke J, Püschel K, Glatzel M (2011) Schädel-Hirn-Trauma und Sport. Rechtsmedizin 21(3): 191–196

Mendez M (1995) The neuropsychiatric aspects of boxing. Int J Psychiatry Med 25(3): 249–262

Minkoff J, Simonson B, Cavaliere G (1997) Verletzungen und Überlastungsschäden im Boxen. In: Renström PAFH (Hrsg) Sportverletzungen und Überlastungsschäden. Prävention, Therapie, Rehabilitation. Deutscher Ärzteverlag, Köln, S 469–516

Müller C, Pocan R, Pöschl J, Stredak D, Nimz G (2012) Systematisches Training der Aufmerksamkeitsregulation am Beispiel der Sportarten Fußball und Boxen. Zeitschrift für Gesundheit und Sport 1/12: 70

Oswald W, Hagen B, Rupprecht R, Gunzelmann T (2002) Bedingungen der Erhaltung und Förderung von Selbstständigkeit im höheren Lebensalter (SIMA). Zeitschrift für Gerontopsychologie & -psychiatrie 15(1): 13–31

Schmitt H (2016) Boxen. In: Engelhardt M (Hrsg) Sportverletzungen. Diagnose, Management und Begleitmaßnahmen, 3. Aufl. Urban & Fischer, München, S 529–533

Spirduso W, Francis K, MacRae P (2005) Physical Dimensions of Aging, Human Kinetics, 2nd ed. Champaign, Ill
Tommasone B, Valovich-McLeod TC (2006) Contact Sport Concussion Incidence. Journal of Athletic Training 41(4): 470–472
Unterharnscheidt F, Sellier K (1966) Traumatische Schäden des Zentralnervensystems bei Boxern. Verhandlungen der Deutschen Gesellschaft für Unfallheilkunde. Versicherungs-, Versorgungs- und Verkehrsmedizin e.V. Hefte zur Unfallheilkunde 91: 162–168
Vent J, Koenig J, Hellmich M, Huettenbrink K, Damm M (2010) Impact of recurrent head trauma on olfactory function in boxers: a matched pairs analysis. Brain Res 1320: 1–6
Wagner HJ (2009) Einfluss eines kombinierten Koordinations- und Krafttrainings auf der Basis von Karate auf Sturzrisiko, Kognition und Lebensqualität bei älteren Menschen. Dissertation, TU München
Walter N (2012) Konzentrations- und Aufmerksamkeitsförderung durch Sport in der Grundschule. Verlag Dr. Kovac, Hamburg
Witte K, Kropf S, Darius S, Emmermacher P, Böckelmann I (2016) Comparing the effectiveness of karate and fitness training on cognitive functioning in older adults – a randomized controlled trial. Journal of Sport and Health Science 5: 484–490

Internetadressen

Dahmen-Zimmer K, Jansen P (2015) http://blogs.epb.uni-hamburg.de/kuk2012/files/2012/08/ Dahmen-Zimmer-u-Jansen.pdf; DKV-Karate-Training im späten Erwachsenenalter: Auswirkungen auf kognitive Funktionen und emotionale Befindlichkeit
http://www.faz.net/aktuell/sport/mehr-sport/aiba-will-boxen-bei-olympia-2016-in-rio-ohne-kopfschutz-13858776.html (Zuletzt gesehen am 25.10.2017)
https://www.hindawi.com/journals/jar/2013/657508 (Zuletzt gesehen am 18.10.2016)
https://www.meb.ovgu.de/wp-content/uploads/2014/05/Sturzprophylaxe-durch-altersgerechtes-Karatetraining.pdf (Zuletzt gesehen am 15.12.2015)
http://www.trainingsworld.com/sportarten/boxen-sti45512/boxtraining-1276887.html (Zuletzt gesehen am 05.10.2016)
http://www.trainingsworld.com/training/mentaltraining-sti109950/warum-ein-boxkampf-im-kopf-gewonnen-wird-1276892.html (Zuletzt gesehen am 18.10.2016)
https://de.wikipedia.org/wiki/Emotion (Zuletzt gesehen am 16.10.2016)

Managerboxen trainieren

Jürgen Fritzsche und Christoph Raschka

5.1 Vorbereitung – 34

5.2 Trainingsaufbau – 35
5.2.1 Aufwärmen – 36
5.2.2 Hauptteil – 37
5.2.3 Stundenausklang/Cool down – 37

5.3 Zur Haltung der Arme – 38

5.4 Beinarbeit – 39

5.5 Verteidigung – 43
5.5.1 Die Deckung – 47
5.5.2 Passive Verteidigung – 49
5.5.3 Aktive Verteidigung – 51
5.5.4 Ausweichen und Meidbewegungen – 52

Literatur – 55

© Springer-Verlag GmbH Deutschland, ein Teil von Springer Nature 2018
J. Fritzsche, C. Raschka, *Managerboxen*,
https://doi.org/10.1007/978-3-662-56052-5_5

Boxer beiderlei Geschlechts bereiten ihre Physis auf den Wettkampf und die Herausforderungen eines Zweikampfes vor. Sie sind körperbautypologisch tendenziell eher mesomorph mit einem gut ausgebildeten Muskelrelief. Dies bringt ihnen die Leistungsoptimierung, die sie für die dynamischen, schnellen Aktionen des Ausweichens, Verteidigens und Angreifens benötigen. Ein Boxtraining führt, professionell betrieben, zu einer Reduktion des subkutanen Fettgewebes. Es finden sich Werte für Männer (9–16%) und Frauen (14–26%), die deutlich unter dem Bevölkerungsmittel liegen. Die höhere aktive Körpersubstanz bringt zudem ein höheres Kraftpotenzial bei gleichem Gewicht als bei einem Normalbürger. Bei der Betrachtung des Fitnesslevels zeigt sich, dass Boxer eine gute Grundlagenausdauer benötigen, um die anaeroben Kampfleistungen verkraften zu können. Die anaerobe Leistungsbereitschaft ist stark mit den Erfolgsaussichten im Kampf korreliert (Chaabe'ne et al. 2014). Diese Ergebnisse unterstreichen, dass, wie andere Kampfsportarten, das Amateurboxen starke Beanspruchungen an das Herz-Kreislauf-System und die Atmung stellt.

Managerboxen, ausgeübt wie Amateurboxen ohne Kopftreffer, sollte ähnliche gesundheitsrelevante Fitnesslevel, bei einer niedrigeren Verletzungsrate, erreichen. Es dient somit dem Spaß, der Fitness, der Stressbekämpfung, der Selbstverteidigung und primär der Gesundheitsprävention. Managerboxen könnte somit die Resilienz gegen außergewöhnliche Herausforderungen steigern.

5.1 Vorbereitung

Zum Boxtraining selbst wird wenig Equipment benötigt. Die Einführung der heutigen Handschuhe diente dem Schutz der Sportler. Die Handschuhe sollten nach dem Training gut gelüftet werden. Auch die Trefferfläche darf des Öfteren mit einem feuchten, sterilen Tuch abgewischt werden.

Um den Schweiß der Hände beim Training besser aufnehmen zu können, sollten Bandagen angelegt werden. Die gewickelten Hände sind somit geschützt, und die Handschuhe passen besser. Es empfiehlt sich, grundsätzlich Bandagen beim Training zu tragen, um Knöchel und Gelenke zu schützen. Die Bandagen sollten sich faltenfrei wickeln lassen und sich nicht dabei verziehen oder verdrehen (◘ Abb. 5.1).

> Zur Basis-Grundausstattung gehören ein Paar Boxhandschuhe, deren Gewicht je nach Größe des Trainierenden 10–12 Unzen (eine Unze entspricht ca. 31,1 g) betragen kann. Bandagen dienen der Schweißaufnahme sowie dem Schutz von Knöcheln und Gelenken.

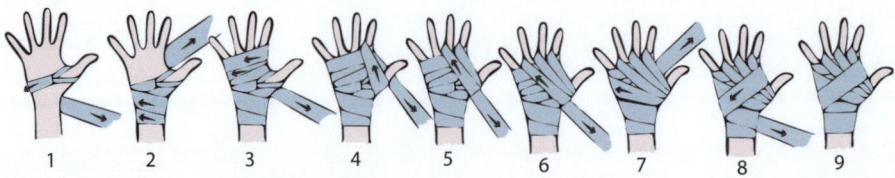

◘ Abb. 5.1 Anlegen einer Bandage

Zum Training ist keine spezielle Bekleidung erforderlich. Es kann in gewöhnlicher Sportbekleidung geboxt werden. Sie sollte nicht zu eng anliegen, dass sie Bewegungen behindert oder zu weit, dass sich der Übende während des Trainings darin verfängt. Ebenfalls reichen gewöhnliche, flache Sportschuhe mit einer rutschfesten Sohle aus. Schuhe mit starker, weicher Dämpfung neigen dazu, bei schnellen Richtungswechseln, wie sie beim Ausweichen vorkommen können, seitlich instabil zu werden und Supinationstraumata zu begünstigen.

Da beim Managerboxen der Kopf Tabu ist, wird ein Kopfschutz, welcher Ohren, Stirn und Kiefer schützen soll, prinzipiell nicht benötigt. Ebenfalls entfällt damit die Notwendigkeit eines Mundschutzes, wenn auf ein Partnertraining verzichtet wird. Soll das Sparring in das alltägliche Training integriert werden, so bietet sich selbst beim „Slow Sparring" eine Schutzausrüstung an. Diese Methode des Technik- und Reaktionstrainings ist ideal für das Managerboxen geeignet.

Doch wer wählt aus, was gemacht wird? Der Coach, der Trainer, ein boxerisch umtriebiger Kollege? Es existieren viele Vereine, Clubs oder Fitness-Studios, die ein Boxangebot aufweisen. Alle haben ihre Methoden und Ideen, um durchschnittliche Kunden „besser" zu machen. Alle lernen sie die richtige Technik und erhalten eine ordentliche Ausbildung. Mancher Club ist eine regelrechte Talentschmiede, die ein Kadermitglied nach dem anderen produziert. Doch so leicht, wie es ist, einen Boxclub zu finden, so steht und fällt das Training nicht mit der Anzahl der neuesten Sandsäcke. Fast alle Clubs haben langsam, aber sicher ihr Schmuddel-Image abgelegt und sind professionell geworden. Vielmehr ist es der methodisch und didaktisch versierte Trainer, der dem Anfänger diese Sportart niveaugerecht vermitteln sollte. Dieser macht den Unterschied!

Es hilft nicht, Ex-Weltmeister zu sein, wenn das Kommunikationslevel „unterirdisch" ist. Ein guter Lehrer ist einem früheren Champion jederzeit vorzuziehen – es schadet aber nichts, beides in einem zu haben. Als Vorbild weist er in die „Dos and Don'ts" ein, bespricht die (realistischen) individuellen Trainingsziele, macht einen Trainingsplan und adaptiert regelmäßig dessen Ist- und Soll-Zustand. Dadurch werden Fortschritte auf den Weg gebracht, Verletzungen und ein Übertraining sollten so vermieden werden.

Neben der Fachkompetenz vereinigt der Ideal-Trainer auch noch eine gewisse Sozial- und Selbstkompetenz in sich. Er ist glaubwürdig und sendet eine eindeutige positive Botschaft, was Managerboxen ist und was der Boxschüler dadurch alles erreichen kann. Seine Motivation ist täglich gut ausgeprägt, und er kann im Training in seinen Schülern alle Emotionen entwickeln und sie diese zum eigenen Vorteil abrufen lassen.

5.2 Trainingsaufbau

Das Training ist die praktische Form der Auseinandersetzung mit einer Sportart. Sie dient der Entwicklung des Könnens und der Optimierung der Leistung. Ob Breitensportler oder Hochleistungsathlet, alle möchten ihre individuellen Ziele im Training entwickeln. Training kann dabei sehr facettenreich sein. Theorie über Regelwerk löst sich mit boxerischer Grundschule ab, und diese wird wiederum vom Mental- oder Athletiktraining unterstützt. Das häufig schweißtreibende Üben am Sandsack, Partner oder im „Eins zu Eins" mit dem Coach wird bestenfalls von einer Portion Spaß und Freude unterstrichen.

Sie lenkt vom Alltag ab und unterstützt den Lernprozess. Gerade zur Einstimmung auf ein hartes oder koordinativ anspruchsvolles Training sind freudbetonte Eingangsspiele zur Erwärmung bestens geeignet.

5.2.1 Aufwärmen

Aufwärmen beschreibt Übungen, die mit leichten, belastungssteigernden Maßnahmen auf das kommende Training vorbereiten. Aufwärmen impliziert die Überleitung vom Alltag in das Trainingsgeschehen. Das Herz-Kreislauf-System wird stimuliert, Stoffwechselprozesse werden in Gang gesetzt. Dadurch erhöht sich die Muskelkerntemperatur und bereitet spätere Leistungen vor.

> Erhöht sich die Temperatur der Skelettmuskulatur beim Aufwärmen von etwa 34°C auf 39°–40°C, verbessert sich die Geschwindigkeit der nervalen Erregungsleitung. Die Stoffwechselwege werden beschleunigt, und die Kontraktionsgeschwindigkeit der Muskulatur erhöht sich um bis zu 20%. Die innere Viskosität des Muskels wird herabgesetzt, und die Dehnfähigkeit nimmt deutlich zu, was eine Erhöhung der Bewegungsamplitude mit sich bringt.

Zusätzlich optimiert die Temperaturerhöhung ab 38°C die Elastizität des Gelenkknorpels entscheidend.

> Das Aufwärmen bereitet den Organismus also auf Belastungen vor und verhindert langfristig Verletzungen. Dieser Effekt hält etwa 20–30 Minuten an und verschwindet nach 45 Minuten wieder.

Ideal zum Erwärmen sind alle „Low-impact"-Übungen, wie leichtes Joggen. Für den Aufwärmprozess lassen sich das aktive von dem passiven und das allgemeine von dem speziellen Erwärmen unterscheiden.

> Aktives Aufwärmen ist dem passiven vorzuziehen. Mit dem passiven Erwärmen (Sauna, warme Kleidung) wird die Muskulatur weder ausreichend durchblutet noch hinreichend koordinativ auf die folgende Belastung eingestellt. Nach dem allgemeinen sollte ein sportartspezifisches Aufwärmen folgen.

Das gezielte Aufwärmen kann durch allgemeine Übungsformen aus dem Boxsport oder z.B. mit Koordinationsübungen erfolgen. Die Muskelgruppe, die als nächste gefordert wird, sollte vermehrt durchblutet werden. Für die Effektivität des Aufwärmtrainings kommen so genannte exogene und endogene Faktoren zum Tragen. Endogene (von innen heraus entstandene) Faktoren sind beispielsweise das Alter, der Trainingszustand, die psychophysische Einstellung und vieles mehr. Exogene Faktoren sind etwa Bekleidung, Tageszeit und Temperatur. Über das Dehnen in dieser Phase des Trainings wird kontrovers diskutiert. Ist kein Hochleistungstraining angesetzt, können diese Bedenken vernachlässigt werden. In vielen Fällen wird dann auf ein Dehnen, Kräftigen oder auch eine funktionelle Gymnastik zurückgegriffen (Fritzsche 2013). In das Aufwärmen lassen sich koordinative

Übungen hervorragend integrieren. Das frische neuronale System kann seine ganze Leistungsfähigkeit bereitstellen und das Lernen sowie Stabilisieren von technisch-taktischen Abläufen wird optimal verankert.

5.2.2 Hauptteil

Die zugrunde liegenden Leitprinzipien verlaufen hier von einfachen zu komplexen, von bekannten zu unbekannten und von leichten zu schweren Übungsformen. Hier werden sowohl die Zielbewegung als auch nur Teilbewegungen mit hohen Wiederholungszahlen absolviert. Variationen finden beim „Einschleifen" eher selten Anwendung. Diese dienen später dazu, das Gelernte stressresistent zu verankern. Die Trainingsschwerpunkte werden je nach Zielgruppe durch die geeignetste Methodenauswahl erarbeitet. Dabei kommen immer wieder die klassischen Prinzipien zum Einsatz, also Methodenwechsel, Differenzierung nach Anfängern und Fortgeschrittenen, individuelle Fehlerkorrektur und Ähnliches.

Der sinnvolle Wechsel von Belastung und Erholung zeichnet den Hauptteil des Trainings aus. Je nach Aufgabenstellung sind die Inhalte eher wenig physisch anstrengend (Koordinations- und Techniktraining) oder extrem ermüdend (Wettkampftraining). Ein gezielter Wechsel der Organisationsformen macht das Training spannender und erhöht die Motivation. Eine einfache Faustformel für ein Variationsstraining lautet, eine simple Fertigkeit zu nehmen und sie unter einer sich ständig ändernden Vielfalt von Druckbedingungen (Zeit-, Organisations-, Belastungsdruck etc.) auszuführen. Im boxspezifischen Situationstraining oder in der Selbstverteidigung können die einzelnen Konstellationen zuvor festgelegt sein, oder es gibt Auswahlsituationen bzw. freie Angriffe mit ständig wechselnden Partnern. Auch Stressübungen mit mehreren Gegnern sind denkbar. So können sie zeitlich dicht gefolgt hintereinander einen Angriff starten oder alle gleichzeitig angreifen.

> Die Unterrichtseinheiten sind geprägt von ineinandergreifenden Trainingsprinzipien.

Je nachdem wie sich das Trainingsziel gestaltet, kann ein Personal-Training oder Gruppensetting gewählt werden. Das Personal-Training besticht durch seine Individualität in der Trainingsgestaltung. Der Coach kann jederzeit auf die Bedürfnisse seines Schülers eingehen. Egal ob technisch-taktische, konditionelle oder aber gesundheitsbedingte Wünsche, der Personal-Trainer versteht es optimal, auf die Bedürfnisse seines Klienten einzugehen.

Alternativ zu einem solchen individuellen Setting ist das Gruppentraining. Geprägt von interaktivem Handeln, viel Spaß und der Möglichkeit, sich auch an einem schwachen Tag von dem Team „mitziehen" zu lassen, ist für Menschen sowohl auf der Arbeit als auch zu Hause und im Privatleben das Gefühl wichtig, dazuzugehören. Sich-wohl-Fühlen und Geschätzt-Werden kann Stressoren ab- und Resilienz aufbauen.

5.2.3 Stundenausklang/Cool down

Am Trainingsende können ein lockeres Auslaufen oder Dehnen, kleine Spielformen oder Entspannungsmethoden stehen (beispielsweise Phantasiereisen, Progressive

Muskelentspannung nach Jacobson oder Autogenes Training). Wichtig ist, einen Stundenabschluss und ein „Runterkommen" zu gewährleisten. Der Übergang in den Alltag wird vom Trainer gestaltet und sollte den Lernenden möglichst leichtgemacht werden. Der Ausklang kann auch von Foam Rolling begleitet werden. Dieses Faszientraining wird mit einer Schaumstoffrolle ausgeführt und bewirkt eine entspannende Nachtrainings- und Erholungsphase. Die zu lockernden Körperpartien werden auf der Rolle positioniert, und durch die Gewichtslast des Körpers entsteht ein Druck, der zur Entspannung beiträgt. Idealerweise wird herzwärts gerollt, um Schädigungen der Venenklappen durch zu hohe partielle Drücke zu vermeiden.

5.3 Zur Haltung der Arme

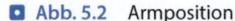

In der Grundposition sind beide Arme anzuwinkeln. Die Unterarme werden etwa senkrecht schützend vor dem Rumpf positioniert. Dabei liegt die Schlaghand bei einem Linksausleger rechts an der Kinnspitze, die Führungshand ist dagegen etwa 10–20 cm vor dem Mittelgesicht zu halten. Der Faustrücken bildet nach Fiedler (1983) mit den Unterarmen dabei eine gerade Linie. Diese Positionierung wird durch einen gebeugten oberen Rücken in ihrem Verteidigungsverhalten durch die Reduktion der Kopftrefferfläche unterstützt (◘ Abb. 5.2).

Stilistische Unterschiede können hier aus differenten Zielsetzungen der verschiedenen Boxschulen resultieren. Beispielsweise halten nach Neukom (2000) Athleten, die eher

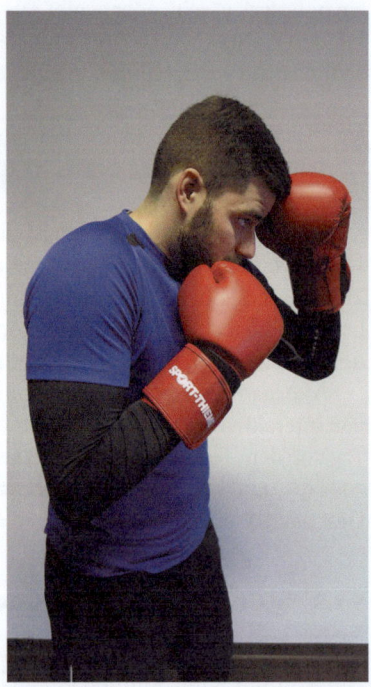

◘ Abb. 5.2   Armposition

Ausweich- bzw. Meidmanöver gegenüber der Deckungsarbeit präferieren, die Fäuste etwas tiefer.

Um die Hals- und insbesondere die Kehlkopfregion, aber auch das Kinn zu schützen, sollte der Boxer den Kopf senken, sodass er fast die Brust tangiert. Der Mund sollte grundsätzlich geschlossen sein.

> Der Gegner bzw. Sparringspartner ist immer im Blickpunkt zu behalten.

Diese Box-Grundposition stellt die Basis für alle weiteren Techniken dar.

5.4 Beinarbeit

Boxer bewegen sich blitzschnell und reagieren rasch auf die sich ergebenden Situationen. Angriff und Verteidigung können nur erfolgreich sein, wenn sie schnell, genau und für den Gegner überraschend durchgeführt werden. Die Beinarbeit ist von entscheidender Bedeutung, und es sollte ihr im Training, neben den Schlagtechniken, große Aufmerksamkeit zuteil werden (◘ Tab. 5.1).

> In der boxerischen Grundstellung werden die Füße meist schulterbreit, mit leicht gebeugten Knien, positioniert.

Dabei sollte das Körpergewicht gleichmäßig auf beide Fußballen verteilt sein, um einen sicheren Stand, bei gleichzeitiger maximaler Bewegungsflexibilität, zu gewährleisten. Die Fußspitze des hinteren Fußes ist auf Höhe der Ferse des vorderen Fußes.

Beide Füße zeigen zum Gegner. Eine Außenrotation des hinteren Fußes minimiert seine Funktion als Abdruckort für die Vorwärtsbewegung. Alle boxerischen Bewegungsformen lassen sich aus dieser Grundstellung ableiten. Sie ist die Basis für das multidirektionale Bewegen im Kampf (◘ Abb. 5.3).

> Das Gleiten in eine Bewegungsrichtung findet immer zuerst durch einen Abdruck des Beins statt, welches der Bewegungsrichtung abgewandt ist.

Darauf folgend, wird das andere Bein in die gewünschte Richtung gesetzt. Die Kampfdynamik bestimmt meist auch die Bewegungsdynamik und umgekehrt (◘ Abb. 5.4 und ◘ Abb. 5.5). Es wird meist ein Gleiten praktiziert. Kleine plyometrische Sprünge sind auch zu finden. Sie sind sehr anspruchsvoll zu trainieren. Für die Geschwindigkeitsentwicklung sind sie aber extrem wirksam, fast unverzichtbar. Plyometrie beschreibt dabei eine schnellkräftige Trainingsform, die sich einen bestimmten Dehnungsreflex im Muskel zu Nutze macht, um besondere Leistungsspitzen zu generieren.

Bei der federnd-gleitenden Fortbewegung findet in der Regel kein unmittelbarer Schlagabtausch statt. Sie dient dazu, in die Kontaktzone des Gegners zu kommen und Treffer zu landen. Je nach Kämpfertypus wird hier der Diagonal- oder Passgang bevorzugt.

Wie schnell oder überraschend der Boxer an seinen Gegner herankommt, hängt von seiner Beinarbeit ab. Wiederholt muss er versuchen, seinen Gegner zu stellen, ihm zu

Tab. 5.1 Schrittbewegungen

Schritt	Bewegung	Abbildung
1	Die Bewegung nach vorne. In der Linksauslage wird zuerst der linke Fuß bewegt und dann wird der rechte nachgesetzt/gezogen.	
2	Rückwärts gehen erfolgt in der Linksauslage durch das Setzen des rechten Fußes nach hinten, gefolgt vom mitgezogenen linken Bein.	
3	Schritt zur Seite nach links/rechts erfolgt über das erstmalige Schreiten des Beins, in dessen Richtung sich der Boxer bewegen möchte. Das zweite Bein wird nachgestellt.	
4	Drehungen lassen sich um das vordere oder hintere Bein herum gestalten. Steht das vordere stabil und das hintere bewegt sich, bleibt der Boxer quasi stehen und verteidigt seinen Platz, an dem er steht.	
5	Wird das hintere Bein fixiert und das vordere folgt dem Gegner, muss der Abdruck aus dem Spielbein erfolgen.	

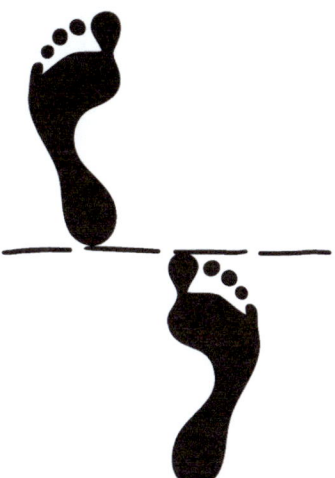

Abb. 5.3 Grundstellung eines Linksauslegers

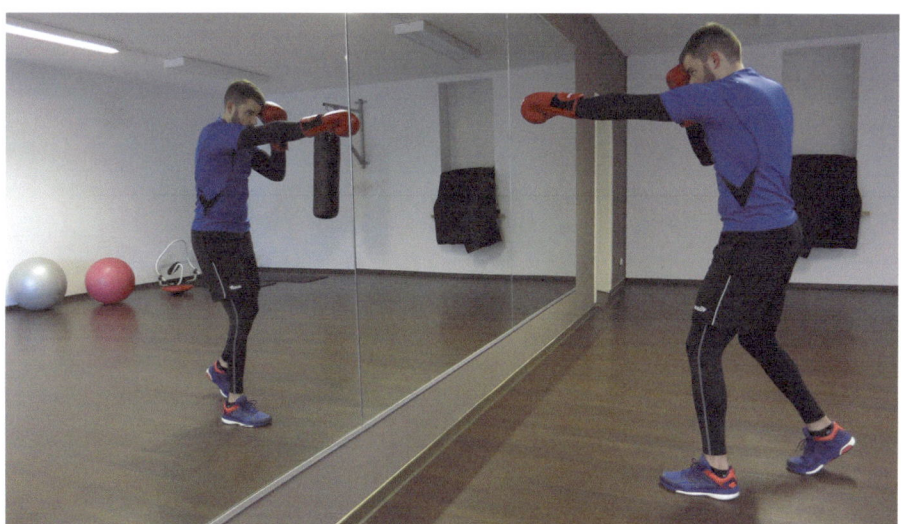

Abb. 5.4 Bewegungstraining vor dem Spiegel (1)

folgen und idealerweise in einer Ringecke festzusetzen. Dies muss er energieschonend und ausdauernd bewältigen, um dann im entscheidenden Moment blitzschnell und überfallartig zu agieren.

> Wenn wir uns schnell und stark genug vom Boden abdrücken können, können wir auch schneller an unseren Gegner herankommen oder ausweichen.

Reaktive Beinarbeit wird mit verschiedenen Sprungvarianten trainiert (Tab. 5.2). Klassischerweise in jedem Training zu finden ist das Seilspringen. Hiermit kann sich sowohl aufgewärmt als auch ein plyometrisches Training für die unteren Extremitäten eingeleitet werden.

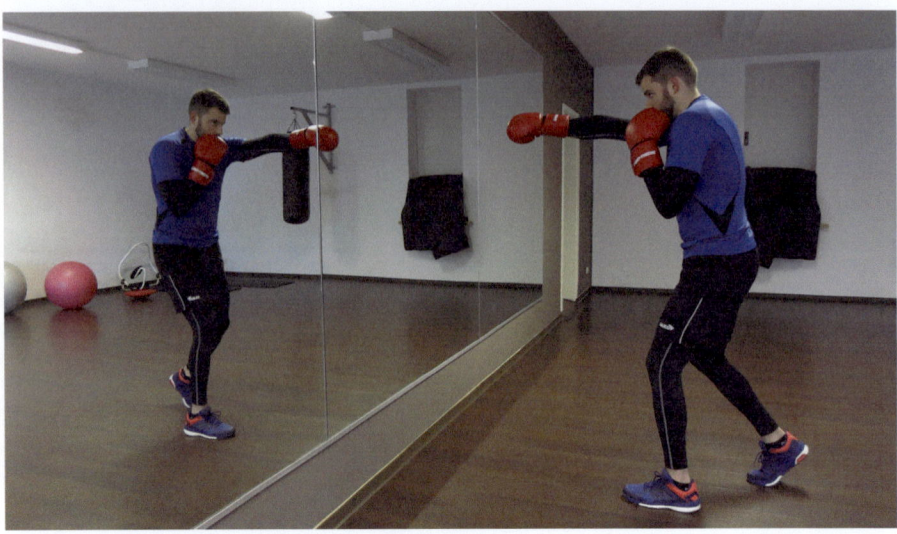

 Abb. 5.5 Bewegungstraining vor dem Spiegel (2)

	Tab. 5.2 Training der Beinarbeit, Seilspringen	
1	Beidbeiniges Seilspringen Varianten: - Hüpfen auf beiden Füßen und die Hüfte nach rechts und links verdrehen - Seitliches, beidbeiniges Springen	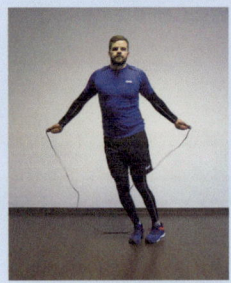
2	Wechselseitiges Springen Variante: - Einbeiniges Seilspringen	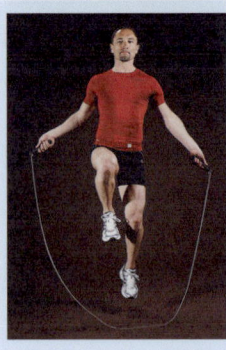

◘ Tab. 5.2 (Fortsetzung)

3	Seilspringen mit Knien anhocken Variante: - Kombinationen aus ein- und beidbeinigem Springen und Anhocken	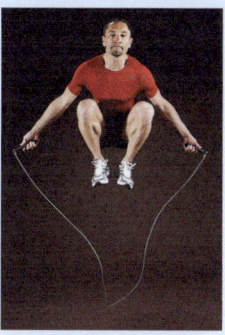
4	Arme kreuzen Variante: - Ein- oder beidbeinig - Hüpfend im Uhrzeigersinn	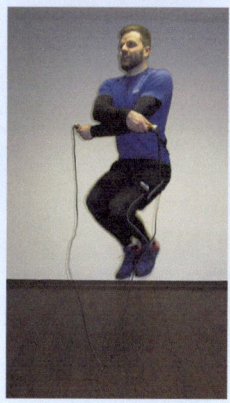
5	Hampelmann Variante: - Beine im Scherenschritt	–
6	Zwei Sportler machen einen langsamen Trainingskampf. Der Coach schwingt ein Seil unter ihren Füßen durch. Die zwei müssen regelmäßig über das Seil springen und dürfen dabei den Kampf nicht unterbrechen.	–

5.5 Verteidigung

Verteidigungen beschreiben aktive Maßnahmen, die es einer Person möglich machen, eine Attacke des Gegenübers abzuschwächen oder zunichte zu machen. In unserem Sinne ist eine Verteidigung eine aktive bewegliche Kampfhandlung (◘ Abb. 5.6). Sie wird eingesetzt, nicht aufgezwungen. Sie verschafft Zeit zum Denken und Planen, sie nutzt die Deckung und das Ausweichen als Handlungsoptionen zu Angriffsschlägen.

> Es wird grundsätzlich zunächst zwischen aktiver (eigene Schläge nach Ausweichbewegungen) und passiver Verteidigung (Abwehraktionen ohne Gegenschlag) unterschieden (www.boxen-training.de).

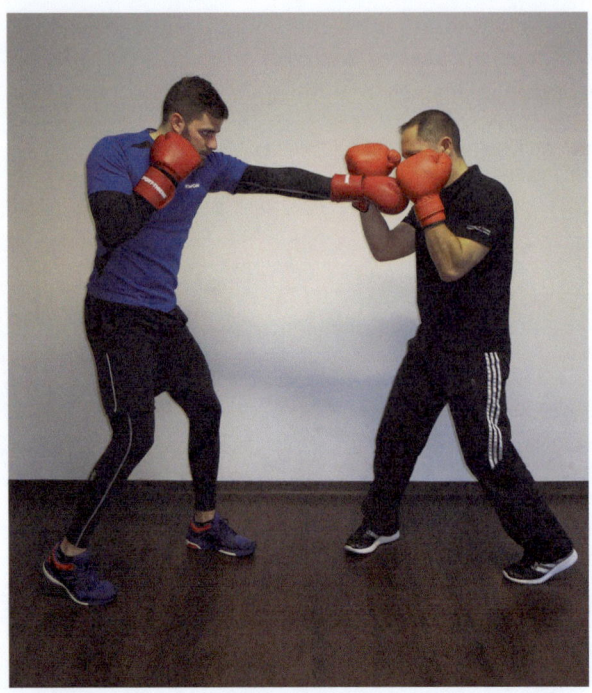

◘ **Abb. 5.6** Aktive Verteidigung

Allein durch Angriffe wird kaum jemand einen Sieg herbeiführen können. Ein dauerhaftes „Anfallen" des Gegners wird eher als kopflos bewertet und ist zudem wenig effizient. Natürlich bringt der Angriff letztlich den Sieg, jedoch hat auch die Verteidigung, allein aus gesundheitsprophylaktischer Sicht, ihre herausragende Daseinsberechtigung. Treffer zu blockieren und Wirkungen zu verhindern ist essenziell, um den Kampf nach eigener taktischer Vorgabe führen zu können. Schmerzen und Kontrollverlust durch die einprasselnden gegnerischen Treffer gilt es zu vermeiden. Wer seine Deckungsarbeit, Verteidigung und Ausweichbewegungen optimiert und nie getroffen wird, hat beste Siegchancen. Als zweite Subdifferenzierung kann man Paraden (aktives Abwehren eines Schlages) und Blöcke (passives Schild aufbauen mit den Unterarmen und Handschuhen) unterscheiden.

> **Differenziert wird zwischen Paraden (aktives Abwehren eines Schlages) und Blöcken (passives Schild mit Unterarmen und Handschuhen).**

Mit den Blöcken werden die hereinprasselnden Angriffe abgefangen. Der Angreifer zermürbt sich an einer stabilen Schutzmauer. Mit den Paraden wird ein Ablenken des Angriffsschlags angestrebt. Ein flinkes Auge und reaktionsschnelle Handlungsmuster sind Grundvoraussetzungen dieser Verteidigungshandlung. Je früher der Arm des Angreifers angenommen wird, desto leichter lässt er sich um- und ablenken. Bei maximaler Armstreckung und höchster Geschwindigkeit gelingt diese Abwehrform deutlich schlechter. Das macht es notwendig, den vorderen Deckungsarm weiter zum Gegner zu positionieren (◘ Abb. 5.7 und ◘ Abb. 5.8). Ähnlich einer Scheibenwischer-Bewegung wird dann des Gegners Angriff nach außen oder innen beiseite gewischt bzw. gefegt.

Kapitel 5 · Managerboxen trainieren

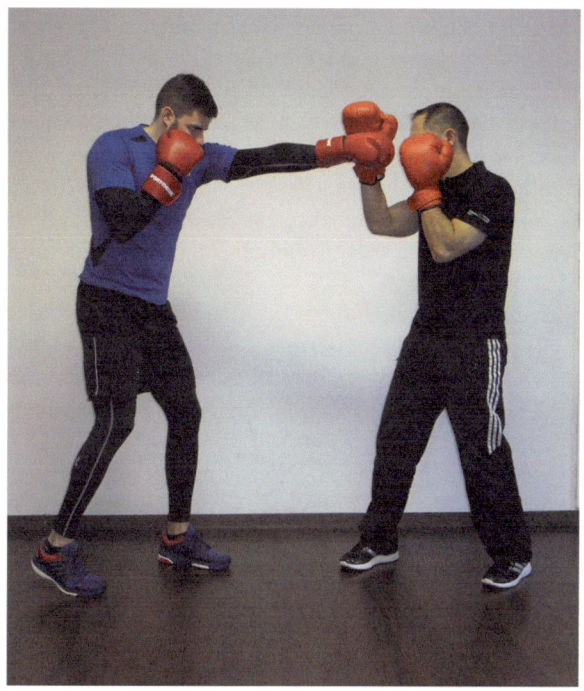

◘ Abb. 5.7 Verteidigung mit der Führhand (1)

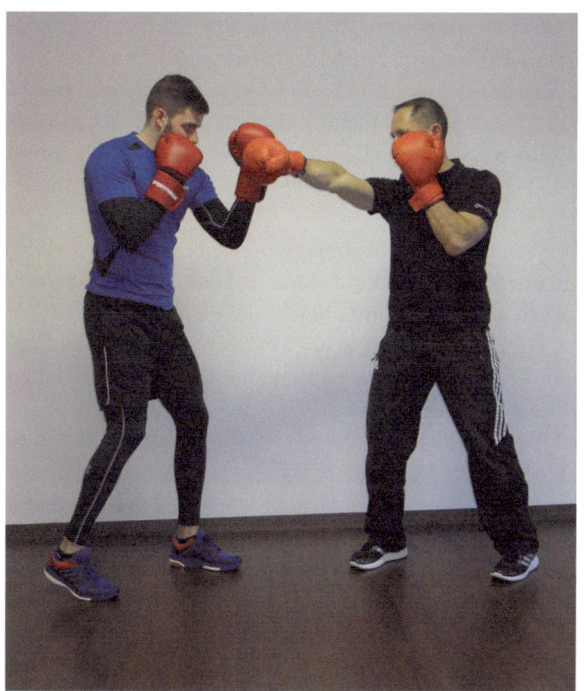

◘ Abb. 5.8 Verteidigung mit der Führhand (2)

Niemand muss sich weder im Kampf noch im beruflichen Alltag rechtfertigen, wenn er zum Hilfsmittel der Verteidigung greift. Eine Verteidigungsposition ist ungern gesehen, aber ab und an anzuraten. Sie birgt die Möglichkeit, zu reflektieren und „Luft zu holen". Wer all seine Energie in die Attacke steckt, kann leicht etwas übersehen und veränderungsblind werden, da der Stress mit wachsender Energieabsorption im Angriff keine Kreativität in Lösungsfindungen mehr zulässt. Diese ist nur abrufbar, wenn Pausen entstehen, und so lassen sich taktische Anpassungen an ein Geschehen nur durchführen, wenn die Offensive einer Verteidigungsphase der Besinnung folgt.

> **Neurobiologisch ist es unmöglich, unter dem stressigen Einfluss des Gegners maximal schnell und exakt zu kämpfen und gleichzeitig kreative Lösungen anzustreben. Somit hat „die Ruhe vor dem Sturm" nicht nur in sportlicher Hinsicht ihre Berechtigung und gilt als probates Mittel auf allen Führungsebenen.**

In der Sportwelt wie im Leben gilt häufig: Wer seine Stärken ausbaut, kommt schneller zum Ziel als jemand, der versucht, auf vielen Gebieten gut zu sein. Diese Stärke lässt aber dann auch Schwächen zu und geht mit diesen Hand in Hand. Wir müssen also trotz aller Angriffskunst lernen, mit dem Rest umzugehen. Flexibel auf Störungen zu reagieren und Anpassungen schnell vornehmen zu können ist dabei die Kunst. Der inspirierende Wechsel aller taktischen Möglichkeiten von Angriff und Verteidigung macht es uns letztlich möglich, den Sieg und Erfolg herbeizuführen. Wobei der Erfolg auch darin liegen kann, sich seiner vorangegangenen Schwächen und Fehler bewusst zu werden und diese nicht erneut zu wiederholen.

Die besagte Flexibilität im Alltag beruht auf der Erkenntnis, dass nicht alles nach Plan läuft. Auch beste Prognostiker scheitern an scheinbar simplen Vorhersagen. Starre Systeme können auf Veränderungen schlecht bis gar nicht und wenn, dann nur träge reagieren. Ein Boxer ist aber nicht träge. Er ist geschmeidig und passt sich situativ den Gegebenheiten an. Dazu baut er seine technischen und taktischen Fähigkeiten genauso aus wie seine psycho-physischen. Hier birgt der Wechsel von Spannung und Entspannung, Angriff und Verteidigung im Konflikt die Möglichkeit, positiv auf dessen Verlauf Einfluss zu nehmen.

Menschliches Verhalten ist nicht strategisch planbar. Einfach loszustürmen und wild auf jemanden einzuwirken scheint die einfache Lösung für viele Probleme zu sein. Es mutet an, dass „Druck ablassen" und „Macht der eigenen Autorität" zu agieren häufig angebracht wäre. Führungskräfte sind ebenso wenig wie Sportler vor der Versuchung gefeit, ihre Handlungen nach außen zu richten und ihren Weg zu gehen. Sich auf die eigenen Kräfte eines nicht attackierenden Handelns verlassen zu können fällt nicht immer leicht. Selbstdisziplin aufbringen zu müssen scheint kontraproduktiv zu einer schnellen Zielerreichung. Doch genau das Gegenteil ist der Fall. Selbstdisziplin und das bewusste, abgewogene Einsetzen des geringsten Druckmittels zahlen sich langfristig aus, sowohl im Firmenklima als auch für die eigene Persönlichkeitsentwicklung! Schlagen wir einen Bogen in die Selbstverteidigung, wird dies deutlich: Auf einen Gegner mit aggressiven, evtl. gar beleidigenden Worten zu reagieren, wirkt nicht deeskalierend und gleicht dem „Benzin ins Feuer schütten". Prävention fängt da an, wo sich eine Person ihrer Möglichkeiten bewusst wird und anfängt, abgewogen diese einzusetzen und strategisch auf Ziele hinzuarbeiten, z.B. gesund und am Leben zu bleiben.

> Die beste Verteidigung ist das Verlassen des Kampffeldes. Hier ist der beste Kampf der, welcher gar nicht erst geführt wird!

Die Verteidigung ist kein Allheilmittel, bietet aber viele Optionen im Verhandeln mit dem Gegner. Im Gleichgewicht zu sein scheint dabei ein über den Sport hinaus erstrebenswertes Ziel. Körper und Geist im Einklang zu haben, gesundheitlich ausgeglichen und bereit auf das zu sein, was als Herausforderung uns gegenübersteht, sind erstrebenswerte Werte für jeden Menschen.

Niemand kann sich vor sich selbst verstecken, und so sind sich Managerboxer durch das Training all ihrer Stärken und Schwächen jederzeit bewusst. Sie suchen nach keinen Entschuldigungen, wo es sinnlos ist. Sie arbeiten daran, eine nach allen Seiten hin weithin sichtbare Selbstsicherheit zu erlangen und zu demonstrieren. Dies gelingt durch eine innere Achtsamkeit in allen Lebenslagen und durch die Entscheidung, auf seine Gefühle zu hören. Intuition auf Basis guter Heuristiken ist oft vermeintlich fundierten Fakten aus der Vergangenheit überlegen. Erfolg ist demnach eine Kaskade von Denken, Fühlen und Handeln.

5.5.1 Die Deckung

Deckung bedeutet Schutz finden, sich hinter dem Bollwerk der behandschuhten Hände zu verbarrikadieren und gelassen jeden Schlaghagel aushalten zu können. Es bedeutet aber auch, sich Zeit zu verschaffen, um sich im sich ständig wandelnden Kampfgeschehen neu zu orientieren. Sich schutzlos in Gefahr zu begeben ist wenig sinnvoll, und so trägt eine gute Deckung zur Gesundheitssicherung bei. Je besser die Deckung funktioniert, umso weniger Angst vor dem Gegner stellt sich ein. Sich auf sich selbst und seine Fähigkeiten zu verlassen ist dabei der mentale Fokus. Die körperliche Fitness unterstützt die psychische Handlungskompetenz auch in schwierigen Konflikten. Niemand muss mehr Angst vor Schlägen haben. Angriffe und jegliche Kritik verpuffen an stahlharten Unterarmen und einer Mauer des Willens. Jedoch ist die Deckung nicht starr, sondern flexibel. Sie ist mit einer Hand oder beiden Händen aufrechtzuerhalten und kann sich dadurch dem Kampfgeschehen anpassen (◘ Abb. 5.9 und ◘ Abb. 5.10). Ein Gegner, der versucht, diese überall stabile und einsatzbereite Deckung zu umgehen, muss sich Blößen geben, muss seine eigene Sicherheit aufgeben und sich auf dem Weg zum Sieg vielen Kontergelegenheiten stellen.

> Die Sicherheit einer guten Deckung und des Vermögens, auf jeden Angriff reagieren zu können, macht selbstsicher.

Das Selbstvertrauen der Führungskräfte im Boxtraining erfährt eine Stärkung, die sie in ihr berufliches Umfeld übertragen können. Blocken, Ablenken, Abfangen und Abdecken sind Verteidigungselemente, um die aktiven Schläge des Gegners abzufangen oder vom gewünschten Ziel umzuleiten. Dies kann mit Faust, Schulter, Unterarm und Ellenbogen geschehen. Körperflächen wie Ober- und Unterarm, Schulter und Faust gelten im Boxen nicht als Trefferflächen.

◻ Abb. 5.9   Doppeldeckung (1)

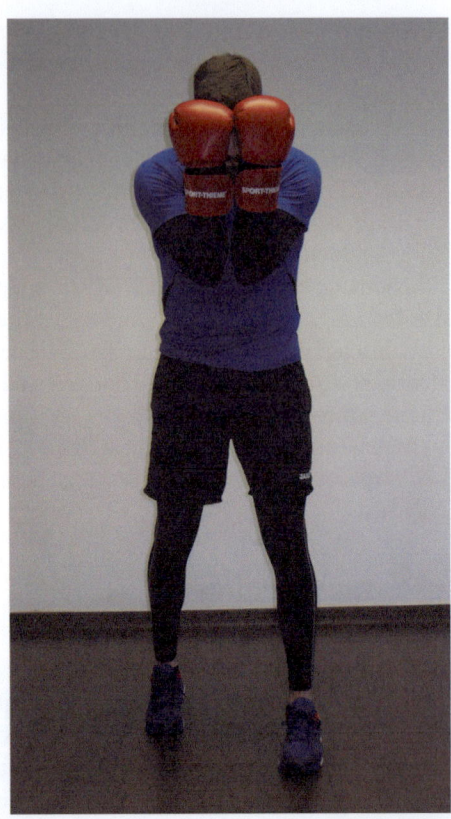

Mit einer Doppeldeckung wird die Trefferfläche des Kopfes und Oberkörpers gedeckt. Hierzu werden die Fäuste an die Stirn gelegt, wobei die Handgelenke leicht nach außen zeigen sollten. Die Unterarme und Ellenbogen werden schützend an den Körper gepresst und der Oberkörper leicht nach vorn gebeugt (vgl. Sonnenberg 1978; Stauffer 1993). Durch Ablenken und Blockieren mit Faust und Unterarm werden die Schläge des Gegners umgeleitet und das Ziel verfehlt.

Eine weitere Möglichkeit, sich zu schützen ist, beide Hände unterschiedlich hoch zu platzieren. Die Führhand ist dabei höher und exponierter platziert. Der andere Arm schützt in der Linksauslage die Leber und in der Rechtsauslage die kurzen Rippen. Die behandschuhte Faust liegt am Kinn an (◻ Abb. 5.11).

Der Schulterblock wird bei geraden Schlägen des Gegners genutzt. Die Schulter wird hierbei, je nach Schlag von rechts oder links, nach vorn geschoben und die Faust der vorgeschobenen Schulter an das Kinn der Gesichtshälfte gelegt. In dieser Position ist die andere Hand kurz verdeckt und in einer Ausholbewegung. In Kombination mit einem Ausweichen nach links oder rechts kann hier in aktiver Verteidigung ein Gegenschlag erfolgen (vgl. Fiedler 1997; Sonnenberg 1978).

> **Der Block mit dem Ellenbogen ist die am meisten verwendete Verteidigungsart. Hierbei kann sich der Boxer vor geraden Stößen, Seit- und Aufwärtshaken schützen.**

Kapitel 5 · Managerboxen trainieren

◘ **Abb. 5.10** Doppeldeckung (2)

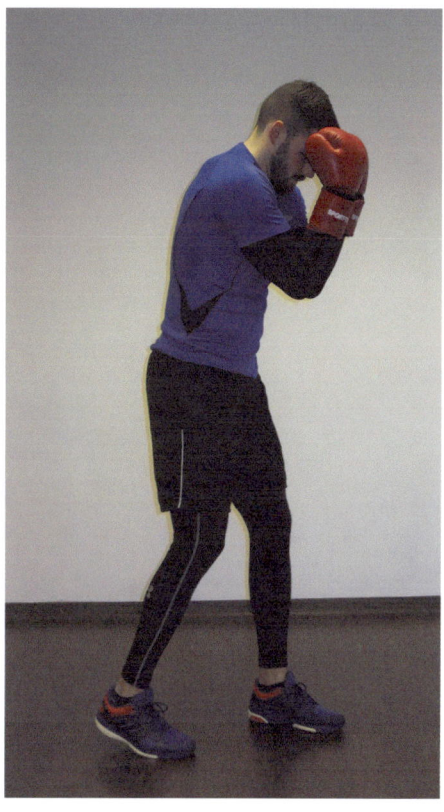

In Kombination mit Meid- und Pendelbewegungen kann ein effektiver Gegenschlag erfolgen (vgl. Sonnenberg 1989; Ellwanger u. Ellwanger 1998).

Gerade diese Ausweichbewegungen erfahren immer größere Beliebtheit. Sie schützen sehr effektiv. Das bedeutet, dass der Boxer immer in Bewegung bleiben sollte. Ein sinnloses Gehüpfe und ständiges Wegrennen sind damit jedoch nicht gemeint. Die Beinarbeit zu optimieren (◘ Tab. 5.2) ist ein entscheidender Faktor, um nicht getroffen zu werden, und ergänzt eine gute Deckungsarbeit ideal.

5.5.2 Passive Verteidigung

Eine passive Verteidigung besteht dann, wenn die Abwehrhandlungen ohne Gegenschlag erfolgen. Alle Verteidigungshandlungen (Ausweichen, Blocken, Ablenken, Abfangen, Abdecken) haben hierbei das Ziel, Treffer des Gegners zu verhindern. Die Schläge des Gegners werden mit geschlossenen Händen, den Ellenbogen und den Schultern abgefangen und/oder abgelenkt. Durch Meid- und Ausweichbewegungen gelingt es, die Schläge des Gegners ins Leere laufen zu lassen und ihnen die Gefahr zu nehmen (vgl. Fiedler 1976; Sonnenberg 1989).

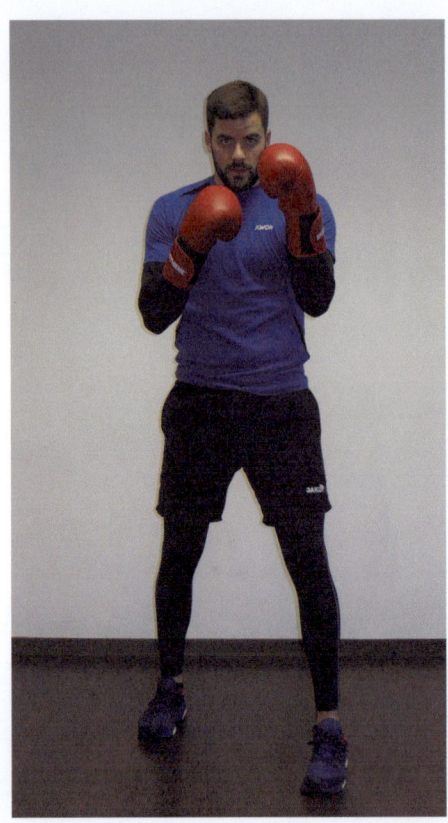

Abb. 5.11 Einzelhanddeckung

Die Schläge prallen ab – sie verpuffen an der hervorragenden Physis. Diese, durch stundenlanges Kraft- und Abhärtungstraining optimiert, sichert unsere Mauer, festigt unsere „Burg" und verhindert das Eindringen des Gegners in unsere verwundbare Sphäre. Manch ein Gegner schlägt unkonventionell und brachial auf die Deckung ein. Hierbei hilft das von Muhammad Ali perfektionierte „Rolling". Der ehemalige Schwergewicht-Champion hatte die Arme an den Ellenbogen fest zusammengepresst und die Handschuhe schützend vor dem Kopf. So werden pendelnde Bewegungen ausgeführt. Haken können dieses Deckungsverhalten zwar umgehen, doch sind diese Bewegungen ein wirkungsvoller Schutz gegen frontale Attacken. Hemmungen oder gar Ängste, selbst anzugreifen und aktiv zu werden, lassen sich somit gelassen aussitzen. Abwartend wird nach dem richtigen Zeitpunkt gesucht, an welchem der eigene Angriff zielführend angebracht werden kann.

Beim „Bob and weave" taucht der Boxsportler mit erhobener Volldeckung unter einem Schlag weg (Bob), um so gar nicht erst getroffen zu werden (◘ Abb. 5.12). Diese Art der passiven Verteidigung ist der Anfang vom Ausweichen und Meiden, wenn sie nicht nur nach unten, sondern auch seitlich erfolgt (weave).

◘ Abb. 5.12 Bob and weave

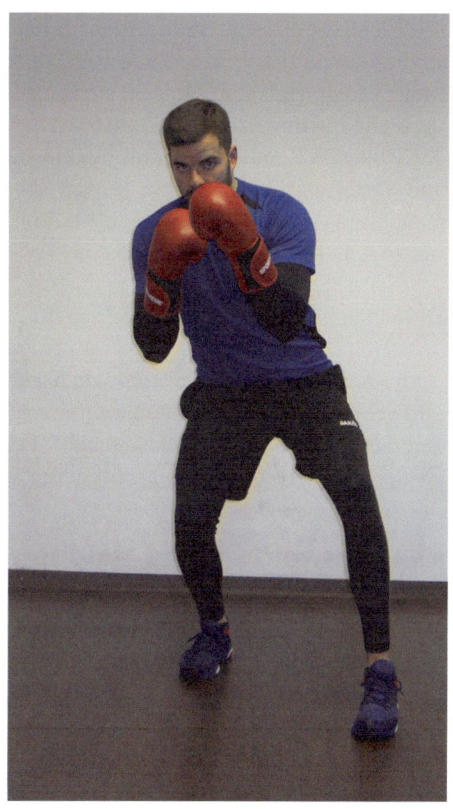

5.5.3 Aktive Verteidigung

Bei der aktiven Verteidigung folgen auf Verteidigungshandlungen wie Ausweichen oder Blocken aktive Schläge. Eine sehr effektive Art der aktiven Selbstverteidigung ist das Abfangen des gegnerischen Schlags im Ansatz mit einem Gegenschlag. Hierbei wird der Gegner aus seinem Bewegungsrhythmus gebracht. Sein Vorwärtstrieb und seine Attacke werden unterbunden, und es bieten sich Gelegenheiten zum Kontern (vgl. Fiedler 1976; Sonnenberg 1993; Ogurenko 1972).

> Die hohe Kunst der Verteidigung besteht darin, die Kraft des Gegners in eigene (Schlag-)Energie umzuwandeln.

Das Ausweichen ist damit der erste Schritt zu einem Schwungholen und dient der gleichzeitigen Schlagvorbereitung. Somit sind Angriff und Verteidigung nicht ein hölzernes System, sondern gehen fließend ineinander über und bestärken sich gegenseitig. Mögliche Bedrohungen werden durch das Timing neutralisiert, und der Gegner weiß gar nicht, woher der Konter gekommen ist. Der Verteidiger setzt seine Strategie als kampfsteuerndes

Mittel ein. Er wartet ab und versucht dadurch, sein Gegenüber zu erschöpfen und mental an die Grenze zur Verzweiflung zu bringen, weil nichts die Abwehr durchdringt. Jeder Attacke folgt nach dem Blocken ein gezielter Konter. Je kürzer die Zeit zwischen aktiver Verteidigung und Konter ist, umso schwerer wird eine Gegenmaßnahme. Das Training der Schlagfrequenz und des Timings machen sich hier bezahlt. Der Konterkämpfer lauert und wartet auf seine Chancen. Da der Angreifer diese Gefahr bemerkt, wird auch dieser nicht blind vorstürmen können und somit seine eigene Taktik nicht gezielt einzusetzen vermögen – was ihn ebenfalls schwächt.

> Im Kampfsport stellen das gleichzeitige Blocken und Kontern das höchste Level dar.

Dem Kontrahenten wird es unmöglich gemacht, darauf eine Antwort zu finden. Abwehr und Schlag sind eins – die vollkommene Harmonie in der Kampfkunst. So sagte schon der italienische Philosoph, Schriftsteller und Diplomat Niccolò Machiavelli (1469–1527) „Nutze den Schlag des Gegners für dein Ziel" (vgl. Hoffmann 2005).

5.5.4 Ausweichen und Meidbewegungen

Das rasche Erkennen von Chancen ist ganz eng mit dem Boxen verbunden. Dies sind nicht immer Chancen auf den finalen Knockout. Vielmehr sind es auch Chancen, die es dem Boxer ermöglichen, seinen Boxstil zu verwenden. Egal ob dem Boxer ein starker oder schwacher Gegner gegenübersteht, entscheidend ist es, die günstigen Gelegenheiten auszunutzen. Dies muss nicht immer mit dem passiven Abwarten und dem folgenden aggressiven Angriff getan sein. Auch gekonnte Ressourcenschonung und das gezielte Einsetzen von besonderen Herangehensweisen können zum Sieg führen. Die eigene Abwehrhaltung auszubauen und unbeirrt aufrechtzuhalten kann manchmal zur Ausweitung eines Konflikts beitragen. Hier wären weichere, unorthodoxe Verteidigungsformen eher angemessen.

Der chinesische Feldherr Sun Tzu sagte: „Der kluge Feldherr weicht dem Gegner aus, solange dieser frischen Mutes ist." Und er greift seinen Gegner nicht an, solange er keinen Vorteil sieht. Ressourcen einzusetzen, ohne Aussicht auf einen Gewinn, lehnte er ebenfalls ab (Krause 1996).

> Das Meiden oder Auspendeln einer gegnerischen Attacke ist eine Möglichkeit, ressourcensparend zu agieren. Sie erweitert unsere Handlungskompetenz in kritischen Situationen enorm. Die Schläge des Gegners verpuffen quasi in der Leere des Raums und richten keinen Schaden an.

Henry Maske wird der Satz zugeschrieben: „Ich weiche aus, bin wie Wasser und führe dadurch den Kampf" (Hoffmann 2005). Auch Sun Tzu beschreibt diese Technik. Er spricht davon, formlos zu sein, dadurch unsichtbar und siegesgewiss. Das Meiden wird zum Angriff, der Gegner wird getäuscht, und der Beherrscher dieser Technik wird zum Leader im Kampf und stellt die Bedingungen, zu dem dieser geführt werden soll (Krause 1996).

Die Wahrnehmung zu manipulieren kennen wir aus dem Bereich der Scheinangriffe oder Finten. Beim Ausweichen suggerieren sie gegebenenfalls eine Schwäche, wo keine ist. Mit dieser List lässt sich der Kampf dann erfolgreich fortsetzen. Aber nicht nur Sinnestäuschungen sind wichtig zu lernen.

> Meidbewegungen stehen und fallen mit einer guten Reaktionsleistung und einem überragenden Antizipationsniveau.

Zentraler Punkt dieser Fähigkeit ist ein geschultes Auge. Alles im Blick zu behalten ist nicht immer einfach, aber unabdingbar, um auf jede Schlagvariante hin zur richtigen Seite auszuweichen. Das zentrale Sehen richtet seinen Fokus auf das Wesentliche und achtet auf „des Pudels Kern". Im peripheren Sehen sichern wir uns Erkenntnisse, die für kommende Handlungen relevant sein können. Wo sind Hindernisse, Stolpersteine oder Barrieren? Und wie kann ich sie „vermeiden"?

Es wirkte schon fast arrogant, wenn der beste Boxer aller Zeiten, Muhammad Ali, lässig die Arme baumeln ließ und jeden Schlag seiner Gegner auspendelte. Wie wilde Stiere schlugen die Angreifer auf ihn ein, und er schwebte im letzten Augenblick gekonnt, wie ein Torero, zur Seite. Seine Expertise im Bereich der Ausweichtaktiken war legendär und half ihm, seinen Kontrahenten jederzeit zu lenken und „zu lesen". Des Gegners Taktik zu ergründen, ist oberstes Ziel.

> Schläge ins Nichts kosten unsagbar viel Energie. Und jeder Boxer, der die Schläge nicht hart blocken muss, erspart sich Schmerzen und Blessuren.

Schon Sun Tzu schrieb darüber, dass der große Feldherr seine Kräfte sammelt und sie erst zum richtigen Zeitpunkt gegen den Feind schleudert (Krause 1996).

Ähnlich verhält sich ein Boxer, der eine schonende Abwehrform benutzt, Energie spart und so Kräfte für den finalen Schlag sammeln kann. Das richtige Timing ist dabei entscheidend. Beispielsweise ließ Ali häufig die Arme und Fäuste hängen. Diese Illusion vermittelte dem Gegner, dass er müde sei. Dieses Trugbild bezahlte manch ein Kontrahent damit, dass er sich einer exzellent getimten, blitzartig und überraschend ausgeführten Attacke gegenübersah.

> Finten, Täuschungen und Meidbewegungen gekonnt einsetzen zu können, sind also ein charmanter Ausweg, dem Kampf kämpfend zu entfliehen.

Körperlich gelingt ein Ausweichen über eine feste, aber flexible Mitte. Das dynamische Abknicken in der Hüfte, bei aufrechtem Oberkörper, gewährleistet, im weiteren Kampfverlauf nicht ins Hintertreffen zu gelangen. Aber auch eine gute Reaktivkraft der unteren Extremitäten ist angebracht. Der flinke Schritt zur Seite unterstützt das Auspendeln und macht den Boxer nicht „fassbar".

Trainingsmethodisch wird über ein Reaktions- und Antizipationstraining in Kombination mit einem Schnelligkeits- und Geschicklichkeitstraining das Ziel verfolgt. Einige Übungsmöglichkeiten werden im Folgenden dargestellt (◘ Tab. 5.3).

Tab. 5.3 Reaktions- und Antizipationstraining

Trainingsschritt	Bewegung/Aktion	Abbildung
1	Einem pendelnden Sandsack ausweichen	
2	Spiegellaufen: Die Sportler versuchen, sich gegengleich und seitenverkehrt zum Partner synchron zu bewegen.	
3	Reaktionsbälle fangen, treten, prellen, bespielen etc.	
4	Ein farbiger Ring oder „Catchball" wird zugeworfen, und währenddessen wird eine Farbe gesagt, die der Sportler greifen muss.	
5	Das Fitlight-System lässt Farben in zufälliger Reihenfolge aufleuchten, und diese müssen dann schnellstmöglich ausgetippt bzw. ausgeschlagen werden. Es ist möglich, dieses Instrument zum Visualtraining auch an einem Sandsack anzubringen. Am Boden ausgelegt, lassen sich schnelle Schrittbewegungen antizipatorisch trainieren.	

Kapitel 5 · Managerboxen trainieren

Tab. 5.3 (Fortsetzung)

Trainingsschritt	Bewegung/Aktion	Abbildung
6	Ein Ball ist an einer Gummischnur am Kopf festgemacht. Dieser muss getroffen werden, und danach erfolgt das Ausweichen.	

Literatur

Chaabe`ne H, Tabben M, Mkaouer B, Franchini E, Negra Y, Hammami M, Amara S, Bouguezzi R, Chaabe`ne Hachana Y (2014) Amateur Boxing: Physical and Physiological Attributes Sports Med: https://doi.org/10.1007/s40279-014-0274-7

Ellwanger S, Ellwanger U (1998) Boxen Basics. Pietsch Verlag, Stuttgart

Fiedler H (1976) Boxsport. Ein Lehrbuch für Trainer, Übungsleiter und Aktive. Sportverlag, Berlin

Fiedler H (1983) Boxsport. Ein Lehrbuch für Trainer, Übungsleiter und Aktive, 2. Aufl. Sportverlag, Berlin

Fiedler H (1997) Boxen für Einsteiger. Sportverlag, Berlin

Fritzsche J (2013) Training for Experts. Eigenverlag, www.experts-training.de, Usingen

Hoffmann K (2005) Boxen & Managen. Econ Verlag, Berlin

Krause D (1996) Die Kunst des Krieges für Führungskräfte. Ueberreuter Verlag, Wien

Ogurenko E (1972) Der Nahkampf im Boxen – die Taktik des Nahkampfs. Verlag Bartels & Wernitz, Berlin

Sonnenberg H (1978) Boxen. Fechten mit der Faust, 9. Aufl. Verlag Weinmann, Berlin

Sonnenberg H (1989) Boxen. Fechten mit der Faust, 16. Aufl. Verlag Weinmann, Berlin

Sonnenberg H (1993) Boxen. Fechten mit der Faust, 17. Aufl. Verlag Weinmann, Berlin

Stauffer R (1993) Boxerrunden: Die Kunst des Boxens oder Der Übergang zum Faustrecht. Verlag Bartels & Wernitz, Berlin

Internetadressen

http://www.boxen-training.de/index.php/workshops/14-workshops/im-ring/569-verteidigung (Zuletzt gesehen am 10.10.2016)

Neukom R (2000): http://www.mobilesport.ch/wp-content/uploads/2014/11/Diplomarbeit_Neukom_de.pdf

Angreifen

Christoph Raschka und Jürgen Fritzsche

6.1 Kampfdistanz – 59
6.1.1 Übungen zur Kampfdistanz – 63

6.2 Die Gerade – 64
6.2.1 Jab – 65
6.2.2 Cross – 67

6.3 Die Haken – 67
6.3.1 Der Seitwärtshaken – 67
6.3.2 Der Aufwärtshaken – 68

6.4 Mögliche Schlagkombinationen – 70

Literatur – 74

© Springer-Verlag GmbH Deutschland, ein Teil von Springer Nature 2018
J. Fritzsche, C. Raschka, *Managerboxen*,
https://doi.org/10.1007/978-3-662-56052-5_6

Zwei Personen stehen sich mit angespannten Muskeln gegenüber, beobachten und belauern sich. Sie sind „bis an die Haarspitzen mit Adrenalin gefüllt" und bereit, jederzeit zu reagieren. Wer zuerst eine Lücke in der Deckung öffnet, scheint schon verloren zu haben. Jeder will dem Gegenüber seine Taktik, seinen Kampfstil aufzwingen – Macht auf ihn ausüben.

Um zu siegen, reicht es nicht, ständig in Bewegung zu sein und nicht getroffen zu werden. Es reicht auch nicht, eine Festung aus Abwehren und Verteidigungen aufzubauen, an denen der Kontrahent zu verzagen droht.

> Nur durch die Angriffshandlung wird es möglich, einen Sieg herbeizuführen.

Der Mächtige möchte beherrschen, und somit versucht er, den Ring zu kontrollieren. Er positioniert sich mittig und zwingt seinen Gegner in die Seile und in die Ecke. Nicht der einzelne Angriff ist allein entscheidend, sondern vielmehr die Grundeinstellung, „zum Sieg zu kommen". Auf den „lucky punch" zu hoffen ist gefährlich und unprofessionell. Ebenso wenig erfolgversprechend ist der kopflose Angreifer, der nach vorne stürmt und kraft seiner Physis versucht, Eindruck zu schinden. Ohne langfristige kampfbestimmende Strategie werden kurzfristige, überfallartige taktische Handlungen vollzogen, mit denen es hochwahrscheinlich niemals dauerhaft über eine ganze Sportlerkarriere (z.B. Mike Tyson) lang gelingt, erfolgreich zu sein. Mike Tyson war mit 20 Jahren (1986) der jüngste Schwergewicht-Weltmeister aller Zeiten. Vieles trug dazu bei, dass seine Karriere von extremen Höhen und Tiefen durchzogen war. Er war gefürchtet für seine Angriffe und konnte sie letztlich nicht kontrollieren, was zum Eklat führte, als er Evander Holyfield ein Stück aus dem Ohr abbiss.

So erfolgreich eine gute Angriffsstrategie ist, so kontrovers muss sie betrachtet werden, wenn sie lediglich kopfloses und blindes Vorwärtsstürmen beinhaltet. Ohne Rücksicht auf eigene Verluste und die Gesundheit wird der Angriffsplan vollzogen. Dieses machtvolle Gehabe wird mit Inkompetenz gleichgesetzt und zeugt wenig von Souveränität im Ring. Ein sich darauf einstellender Gegner meidet die Situationen und wartet auf seine Chance.

Beim Angriff sollte der gesamte Körper die Schlagbewegungen im Sinne einer kinematischen Kette unterstützen. Die Kraft wird vom festen Stand am Boden über die Hüfte und den Rumpf in den Schlag gelegt. Es kommt zur Addition von Kraft- und Schwungimpulsen.

> Die Schlagkraft und die konsequenterweise erzielte Wirkung fallen umso effektiver aus, je höher die beteiligte Masse und Geschwindigkeit sind, welche auf den Gegner einwirken.

Ein sportartspezifisches Kraft- und Schnelligkeitstraining setzen hier genauso an wie ein Koordinationstraining. Es ist nicht immer hilfreich, so schnell wie möglich zu schlagen, wenn der Körper oder die Beine davon losgelöst die Kraft nicht sinnvoll mit übertragen. Demnach ist der langsame, aber gut koordinierte, kraftvolle Punch das Mittel der Wahl. Das bedeutet im Umkehrschluss aber keinesfalls, dass jeder Haken oder Jab auf K.o. geschlagen werden sollte. Im Taktiktraining wird nach der Technikentwicklung darauf eingegangen. Hier werden Lösungen erarbeitet, wenn die Beinarbeit gut mit der Schlagvarianz und der Schlaghärte korreliert. So wird beispielsweise der Gegner über die zermürbenden, langen Jabs vorbereitet, um dann im Infight mit gezielten Schlägen zu siegen. Dabei ist es hilfreich, unvorhergesehene Schlagkombinationen mit diversen Höhenwechseln zu kombinieren. Ein Höhenwechsel beschreibt beispielsweise den Wechsel von Angriffen gegen den Rumpf mit einem folgenden Uppercut gegen den Kopf, der von einem Schwinger in die Flanke abgewechselt wird.

> Je unvorhersehbarer die Schlagkombination in ihrer Ausführung zu sein scheint, desto unwahrscheinlicher gelingt eine Verteidigung dagegen.

6.1 Kampfdistanz

Der Schriftsteller Jonathan Swift (1667–1745) sagte: „Wenn mich jemand zwingt, Abstand zu wahren, habe ich den Trost, dass er ihn gleichfalls wahrt." Damit wird der Spruch „Wer nicht kämpft, der hat den Kampf schon gewonnen" zum Thema des Distanzgefühls einer Person. Jeder Mensch hält einen bestimmten Abstand zu einem ihm unbekannten Fremden ein. Dieser unterscheidet sich deutlich von der Distanz zu einem Familienmitglied (Bühl 1982).

> Ein jegliches zwischenmenschliches Verhalten im Alltag pendelt um verschiedene Distanzen (Proxemik). Der Bereich der alltäglichen Sozialkontakte liegt zwischen Flucht- und Kampfdistanz.

Schon im archaischen Kampf um Ressourcen musste jederzeit abgeklärt werden, wenn der Mitbewerber zu nahe kommt, noch ein sicherer Rückzug möglich ist oder aber der Kampf unausweichlich wird. Nur die Unterschreitung der Kampfdistanz lässt soziale Kontakte und Intimitäten zu. Dieses auf Vertrauen basierende Verhalten wird im Kampfsport hinterfragt. Jeder, der zu nahe kommt, wird als Gegner gesehen, den es zu bekämpfen gilt.

So werden dauerhafte und permanent wiederholte Distanzverletzungen von Fremden, Kollegen oder gar Führungspersonen als Stress oder gar Aggression empfunden. Der Intimbereich obliegt der Privatsphäre eines jeden Menschen, in den nur wenige Menschen kampflos eingelassen werden.

> Der gefühlte Sicherheitsabstand ist in Europa etwa die doppelte Armlänge.

Personen, die einander fremd sind, berichten bei Nichtbeachtung von mindestens einem unangenehmen Gefühl, das sich einstellt. Unterschreiten wir, beispielsweise im Fahrstuhl oder im Bus, notgedrungen die Distanz einer Armlänge, so stellt sich Stress ein. Die Betroffenen schauen häufig nervös zur Schalttafel und versuchen so, den Blick- und Körperkontakt zu vermeiden. Leider ist das landläufige ignorierende Wegschauen wenig zielführend, wenn es zu einem Streit kommt. Kampfsportarten kümmern sich um dieses Problem, indem sie dezidiert auf die Einhaltung und den Schutz der eigenen Sicherheitszone bauen.

Es lassen sich vier Kampfdistanzen und Gefahrenzonen beschreiben:
1. Intimzone – die Zone innerhalb einer Armlänge (Familie) (Um diese Zone zu wahren, hat sich beispielsweise in der Medizin eine Standardlänge des Stethoskopschlauchs von 65–70 cm etabliert.)
2. Sozialzone – die Zone ≥ eine Armlänge (Freunde, gute Bekannte)

3. Öffentlichkeitszone – die Zone ≥ zwei Armlängen (Unbekannte in guter Absicht)
4. Sicherheitszone – die Zone >zwei Armlängen plus einem Schritt (Unbekannte in unbekannter Absicht)

Im Leben wie im Kampf ist alles im Fluss. Distanzen verschwimmen. Ein Verhalten lässt sich kaum vorhersagen. Je enger eine Beziehung wird, umso schwieriger wird es, einen geschärften Blick auf alles zu erhalten. Das Wissen über alle Kleinigkeiten schadet dann letztlich. Die Entwicklung einer guten Intuition, auf Basis guter Heuristiken, kann dann noch helfen.

Die Körperhaltung im Kampf kann sowohl frontal als auch seitlich sein. Bei einer frontalen Haltung sind beide Arme gleich lang und der Körper in einer breiten, beeindruckenden Haltung. Die seitliche Variante lässt eine Führ- und eine Schlaghand mit unterschiedlicher Reichweite zu. Sie ist defensiver und bietet dem Kontrahenten weniger Angriffsfläche. Jedoch sind die Schläge der Führhand (Jab) bei weitem nicht so effektiv und hart wie die des hinteren Arms.

Im Boxen werden der Körperkontakt und damit die eigene optimale Kampfdistanz gesucht. Auch hier gelten die unterschiedlichen Distanzen als entscheidend für die Kampfführung. Der „Infight", in dem mit einem regelwidrigen Umklammern (Clinchen) und Hakenschlagen gearbeitet wird, ist der Bereich, wenn beide Kontrahenten des „Gegners Adrenalin riechen" können. Die geballte Energie ihrer durchtrainierten Körper versucht, Lücken zu öffnen und Attacken ins Ziel zu bringen. Kurze, intensive Schläge werden eingesetzt, um den Gegenüber zu zermürben.

> Im „Infight" mit minimierter Reaktionszeit werden kurze intensive Schläge (z.B. Haken) eingesetzt.

Der Nahkampf birgt die Gefahr von Überraschungsangriffen durch die minimierte Reaktionszeit. Zusätzlich stellt sich noch das Problem ein, dass die räumliche Übersicht durch Reduktion des peripheren Sehens verloren geht. Der Gegner könnte den Kontrahenten in die Ecke drängen und in den Seilen halten. Der Sicherheitsabstand, in dem die Taktik geprüft und Entscheidungen stresslos getroffen werden können, liegt außerhalb der maximalen Schlaglänge beider Athleten.

In der Langdistanz, in welcher der Jab seine Wirkung zeigen kann, fehlt zwar die Durchschlagskraft, aber hier ist die Grenze zur Sicherheit am klarsten (◘ Abb. 6.1). Ein Zentimeter mehr oder weniger bedeutet Unversehrtheit oder Treffer.

> In der Langdistanz zeigt der Jab seine Wirkung.

Je nach Distanz gibt es nicht nur bestimmte Angriffe, sondern auch Abwehr- und Verteidigungsmaßnahmen, die bevorzugt benutzt werden, etwa das Meiden. Es gibt Boxer, die sich auf eine Kampfdistanz spezialisiert haben und regelmäßig diese wählen. Jedoch ist ein Perspektivenwechsel, mindestens im Training, häufig angezeigt, um gegen alle Überraschungen gefeit zu sein. In einem offen geführten Kampf kann es notwendig werden, antizyklisch zu arbeiten. Das bedeutet: Wenn jemand ein Spezialist für die Langdistanz ist, sollte der Gegenüber sich weniger auf dessen Spezialgebiet begeben als vielmehr den Infight suchen.

Kapitel 6 · Angreifen

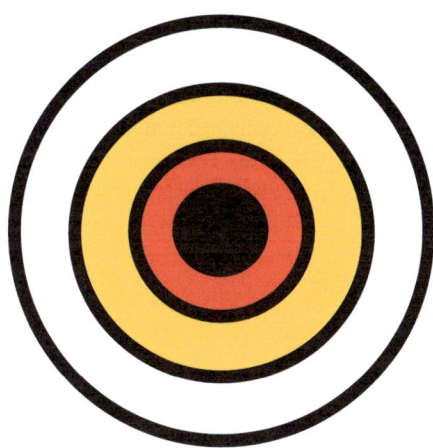

◘ Abb. 6.1 Infight (schwarz), Nah- (rot), Langdistanz (gelb), Sicherheit (weiß)

> Die Kenntnis des gesamten Technikspektrums und die Möglichkeit, dieses flexibel abrufen zu können, bringen eine hohe Handlungskompetenz im Kampf.

Anthropometrische Überlegungen führen dazu, dass ein Boxer mit langen oberen Extremitäten einen erfolgsentscheidenden Reichweitenvorteil hat. Bei gleichzeitig eher leptosomem Körperbau führt dies zu der Möglichkeit, mit höheren Siegchancen in einer niedrigeren Gewichtsklasse zu starten. Der Vorteil einer übergroßen Reichweite wird zusätzlich noch durch eine längere Reaktionszeit unterstützt, da die Kampfdistanz im Verteidigungsfall auch wächst.

> Ein Boxer sollte sich stets im Grenzbereich der gegnerischen Reichweite aufhalten, um vom Gegenüber nicht getroffen zu werden.

Im Verlauf eines Sparrings oder Kampfes sind beide Sportler daran interessiert, den Kontrahenten in die eigene Kampfdistanz zu locken, aber nie in seine Reichweite zu gelangen (www.kampfsport-online.com). Der Wechsel von Nähe und Ferne entwickelt den Kampf. Wenn der Olympiasieger von Rom Muhammad Ali davon spricht, zuzustechen wie eine Biene, dann tat er dies aus einer großen Distanz der Sicherheit heraus, in überlegener Schnelligkeit und mit unvergleichlichem Timing. Je näher sich zwei Boxer gegenüberstehen, umso höher werden die Handlungsdichte und die notwendige Aktionsschnelligkeit, um gegnerische Angriffe abzuhalten. Meidbewegungen können hier harte Abwehren ersetzen, sind jedoch im Vorfeld im Reaktions- und Antizipationstraining einzuführen und zu optimieren. Die Nähe ist gefährlich: Treffer werden wahrscheinlicher, und der Stress steigt.

> Stress verhindert Kreativität. Innovative Lösungen werden unwahrscheinlicher und Automatismen umso wichtiger.

Auf der Seite eines unterlegenen, sich im Rückzug befindlichen Boxers kann der „Schritt nach vorne" Entlastung bringen. Es zermürbt, sich jedes Mal der vollen Schlaghärte seines Kontrahenten zu stellen. Der Schritt in die vermeintliche Gefahr, auf den Gegner zu, verhindert aber lange Beschleunigungswege und damit die Schlaghärte. Dem Angreifer werden der Schwung und sein Vorwärtsdrang genommen, und die Attacke kommt an der Doppeldeckung zum Stehen. Damit steigt jedoch der psychische Druck. Es bedarf einigen Mutes, sich absichtlich einem Schlag (in den Weg) zu stellen. Hier setzt das Mentaltraining an. Die Festigkeit des Glaubens an sich selbst und die eigenen Fähigkeiten allzeit aufrechtzuhalten ist dabei das Ziel. Nur die mental Stärksten werden diese psychische Herausforderung, die der Infight darstellt, dauerhaft suchen. Wenn der Infight immer noch zu gefährlich ist, bleibt zu guter letzt noch das Clinchen, das kraftvolle Festhalten des Gegenübers zum Verhindern weiterer Aktionen.

Ist die Distanz groß, werden andere physische Komponenten des Trainings relevant. Trainingsmaßnahmen zur Steigerung der Schnelligkeit werden wichtig. Sie helfen dann, die Kampfdistanz zügig zu überbrücken und überraschend auf den Gegner einwirken zu können.

> **Die Steigerung der Schnelligkeit dient der „Überbrückung der Kampfdistanz".**

Somit wird ein sportartunspezifisches Schnelligkeitstraining relevant für die Kampfdistanz. Hierzu werden nicht nur optische Stressoren und Reaktionsherausforderungen gestellt und gefordert, sondern auch die taktilen, gerade in der Nahdistanz. Das taktile Rezeptorsystem reagiert am schnellsten und sollte integrativer Bestandteil eines Trainings der Nahdistanz sein (www.arsmartialis.com).

Die Wichtigkeit des Blicks und damit die der optischen Analysatoren für das Kämpfen können nicht genügend betont werden. „Ich habe in seine Augen geblickt und einen Verlierer gesehen." Dieser Satz wird Muhammad Ali zugeschrieben, bevor er dem amtierenden Schwergewicht-Weltmeister Floyd Patterson dessen Titel wegnahm.

Unbestritten bleibt die Erkenntnis, dass mit wachsender Kampfdistanz die Aufgabe, die Gefahr im Blick zu behalten, an Priorität gewinnt. Eine Schulung der optischen Leistungsfähigkeit wird im Visualtraining vollzogen. Hier werden beispielsweise zentrales und peripheres Sehen geschult.

» Das periphere Gesichtsfeld ist mit 47° nach oben, 65° nach unten, 60° nach außen und 110° nach innen begrenzt. (Höller u. Maluschka 2010, S. 23)

Dies gilt bei ruhig gehaltenen Augen. Ansonsten haben Menschen ein Blickfeld von etwa 240° horizontal und 130° vertikal. Bei einem Blickwechsel geht die Augenbewegung sprunghaft vonstatten. Sie hüpft von einem scharf gesehenen Punkt zum nächsten. Während sie das tun, sind die Augen für einen Bruchteil einer Sekunde blind. Das Gehirn „rechnet" das Sehen zwar hin, doch es ist tatsächlich so, dass wir für etwa 0,2 Sekunden nichts sehen. Wenn der Gegner in diesem Zeitraum schlägt, kann dies schlimme Folgen haben. Kämpfer sind demnach gut beraten, wenn sie ihren Blick nicht übermäßig im Raum schweifen lassen und ihn stattdessen auf die Gefahr fixiert lassen (Höller u. Maluschka 2010). Nur zurückgenommen, in sicherer Distanz, gelingt der „andere Blick" auf ein Problem, den Kampf oder des Gegners Taktik. Dies kann vor voreiligen, im Kampf häufig fatalen Folgen schützen.

Kapitel 6 · Angreifen

> Zum Visualtraining gehören alle Arten von Wahrnehmungsschulung, die das Reaktions- und Antizipationstraining begleiten. Die optische Reizaufnahme, Weiterleitung, zerebrale Verarbeitung und Lösungsfindung einer motorischen Antwort gilt es zu optimieren.

Alle Aktionen müssen dabei im Stand oder in Bewegung, vor dem Spiegel, mit Sandsack oder mit dem Partner geübt werden. Dabei bietet sich eine interessante Vielfalt an Trainingsmöglichkeiten.

6.1.1 Übungen zur Kampfdistanz

Übungen zur Optimierung der Reichweite und zur Beherrschung aller relevanten Distanzen in einer Auseinandersetzung können mit und ohne Partner erfolgen. Es ist sinnvoll, sie zuerst im Stand, dann in Bewegung und schließlich unter maximal-dynamischen Bedingungen auszuführen. Letztlich steht und fällt diese Trainingsform aber mit der Partnerarbeit (◘ Tab. 6.1).

◘ Tab. 6.1 Übungen zur Distanzschulung

Übung	Bewegung	Abbildung
1	Aus großer Entfernung zum statisch stehenden Partner vorrücken und aus der maximalen Reichweite herausschlagen. Sowohl mit der Führhand als auch mit der cross geschlagenen Geraden. Variationen: - Partner bewegt sich vor und zurück - Partner bewegt sich seitlich - Partner bewegt sich zufällig - Partner bewegt sich zufällig und kontert, falls der Trainierende die Konterzone (den Gefahrenbereich) nicht zügig verlässt.	
2	Einen pendelnden Sandsack immer aus jeder Distanz heraus treffen.	

Tab. 6.1 (Fortsetzung)

Übung	Bewegung	Abbildung
3	Der Trainingspartner kommt auf den Akteur zu. Dieser muss aktiv werden, sobald der Kontrahent in Schlagreichweite ist.	
4	Ein Band wird zwischen zwei Athleten gespannt. Somit ist keine Flucht möglich, und der Kampf muss gesucht werden.	
5	Mit geschlossenen Augen auf den Trainingspartner zugehen und intuitiv in Infight-, Nah- und Langdistanz sowie in Sicherheit stehenbleiben. Alternativ dazu mit einem abgedunkelten Auge zum Training des Blickwinkels. Mittels einer Strobobrille lässt sich ein Auge oder lassen sich beide Augen in unterschiedlichen Intervallen abdunkeln, sodass die Techniken des Partners antizipiert werden müssen.	

6.2 Die Gerade

> Die Geraden sollten aus der Grundstellung auf direktestem Weg ins Ziel gebracht werden. Dies geschieht mit einer Streckung des Arms, gleichzeitig zu Hüftrotation und Abdruck der Fußballen.

Der Ellbogen zeigt möglichst lange in Richtung Boden. So wird zum einen die Körperseite geschützt, und zum anderen wird die Streckung möglichst lange kaschiert, was den Angriff vor dem Gegner verschleiert. Bei den Geraden zum Körper beugen sich gleichzeitig zum Schlag der Oberkörper und die Knie (Abb. 6.2).

> Beim Nach-vorne-Bringen der schlagenden Faust geht die zweite Faust aus Sicherheitsgründen zur Deckung an die Wange.

Die Faust befindet sich auf Kopfhöhe des schlagenden Boxers (Abb. 6.3). So wird der Kopf durch die Schulter geschützt. Danach sollte blitzschnell wieder die Boxstellung mit leicht gebeugten Knien eingenommen werden.

Kapitel 6 · Angreifen

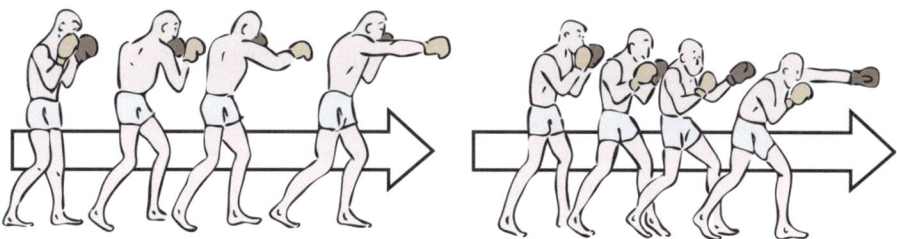

◘ Abb. 6.2 Schlaghand zum Kopf (links); Führungshand zum Körper (rechts). (Mod. nach Fiedler 1994)

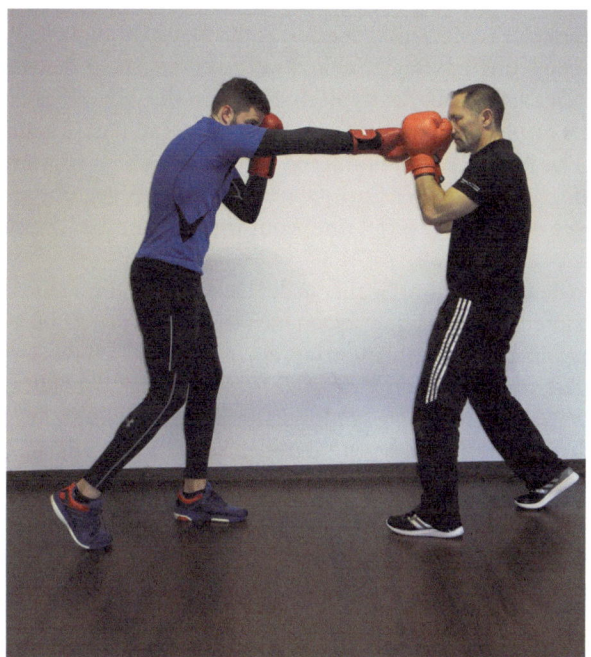

◘ Abb. 6.3 Rechte Gerade zur Deckung/zum Kopf

6.2.1 Jab

Fast schon zum allgemeinen Sprachschatz der Bevölkerung gehören aufgrund der zahlreichen Fernsehübertragungen bedeutender Boxwettkämpfe Begriffe wie „Jab". Darunter versteht man die abrupt geschlagene Gerade mit der Führungshand, d.h. der etwas schwächeren Hand (beim Rechtshänder die linke Hand und beim Linkshänder die rechte Hand).

Wenn man Gerade und Jab unterscheiden will, so bietet sich die Betrachtung beider Hände an. Beim Jab ist die Schlaghand unterhalb des Kopfes und damit unterhalb des Sehfeldes positioniert. Da der Mensch nur 70° nach unten schauen kann, ohne den Kopf zu bewegen, wird mit dieser Technik versucht, den unachtsamen Gegner damit zu überraschen (www.boxen-training.de; Axenfeld u. Paus 1980). Eine Gerade hat oft keine sie unterstützende Vorwärtsbewegung und entwickelt ihre Schlagkraft im Stand aus der synergistischen Wirkung vieler Muskeln des Rumpfes und des Schlagarms.

Um den Jab schnellkräftig ausführen zu können, bietet sich ein dynamisches Abdrücken aus dem hinteren Bein an. Das vordere Bein und der Jab-Arm stammen von der gleichen Körperseite. Der Kopf senkt sich beim Schlag so ab, dass ein möglicher Konter von der Schulter des Jab-Arms geblockt wird. Der Stand ist etwas über schulterbreit, mit abgedrehter Hüfte. Dies macht den Körper schmaler in der Frontalansicht, und das wiederum reduziert die Trefferfläche. Die Fußballen sind am Boden und jederzeit bereit, den Abdruck einzuleiten, der dem Jab meist zuvorkommt. Man unterscheidet das hintere Standbein vom vorderen Spielbein. Die Streckung des Standbeins im Knie- und Sprunggelenk beschleunigt den Boxer. Mit einem zusätzlichen schnellkräftigen Nach-vorne-Greifen des Spielbeins generiert er die Geschwindigkeit, die er hinter seine Muskelmasse bringt, um maximale Schlagkraft zu erzeugen. Dabei sollten sowohl der Beinabdruck als auch der Jab idealtypisch gerade in der Vorwärtsbewegung auf den Kontrahenten zu erfolgen (◘ Abb. 6.4). So ist sichergestellt, dass kaum Leistungsverluste eintreten. Das Abdrücken des hinteren Beins lässt sich im sportartunspezifischen Training optimieren. Hier dienen Sprintstarts, Tiefkniebeugen und einbeinige Hocksprünge dazu, die notwendige Kraft und Koordination für das Vorwärtskommen zu entwickeln.

Boxer nutzen den Jab, um ihre Gegner in der Defensive und auf Distanz zu halten bzw. ihren Raum zu stören. Die Schläge erfolgen meistens gegen den Kopf. Wird der Jab sehr oft eingesetzt, spricht man im Fachjargon von einem „Jabber", der den Gegner damit auch aufreiben kann. Hierbei kommt nicht die volle Schlagkraft aus der Hüfte zum Einsatz wie bei einem Cross. Nach dem Schlag kommen die Hand und die Stellung wieder in ihre Ausgangslage zurück. Ideal geschlagene Geraden können eine unglaubliche Geschwindigkeit aufweisen.

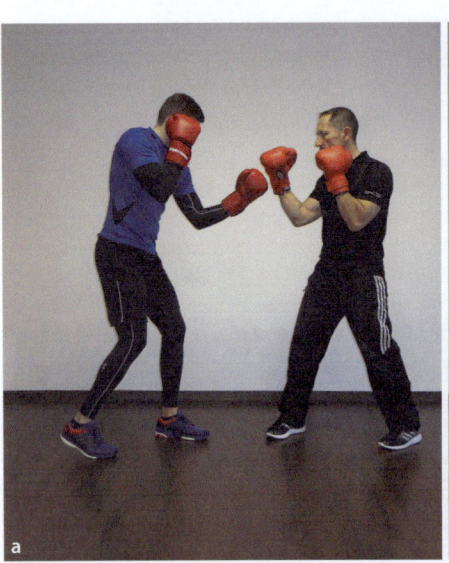 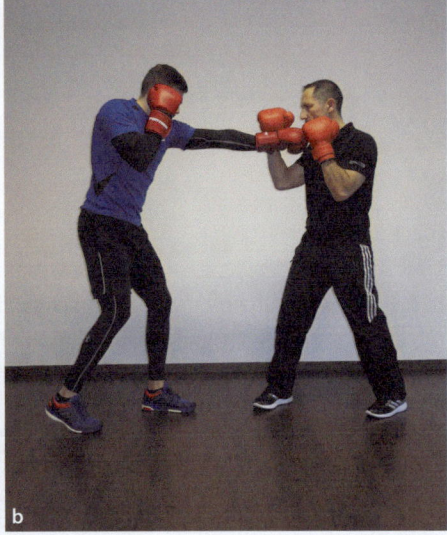

◘ Abb. 6.4a,b Linke Gerade in Linksauslage (Jab)

Untersuchungen zeigten, dass gut trainierte Boxer bis zu fünf Schläge in der Sekunde abfeuern können und damit schneller zuschlagen als eine Klapperschlange (www.youtube.com).

6.2.2 Cross

Als Cross wird meist ein Schlag bezeichnet, der von der einen Körperseite das Bein nach vorne stellt und den gegengleichen Arm zur Ausführung benutzt. Die stärkere Schlaghand wird dabei, im Gegensatz zum Jab, nach hinten genommen. Der Cross („Kreuzen") wird deshalb auch „Powerpunch" genannt. Hierbei liegt für einen Linksausleger die linke Hand schützend am Kinn, wobei die rechte Gerade diagonal zum Gegner geführt wird. Der Oberkörper wird leicht nach vorn gelegt, während das Gewicht des Boxers auf den vorderen Fuß verlagert wird.

> Um den Cross zu verstärken, wird die Hüftrotation in den Schlag hineingelegt, und eventuell wird ein Schritt auf den Gegner zu gemacht.

Er kann als Konterschlag eingesetzt oder zum Auftakt für ein Fortfahren des Kampfes in die Nah- oder Halbdistanz genutzt werden. Die maximale Schlagkraft der Hinterhand (Cross) ist signifikant höher als jene der Führhand (Jab), wenn eine Gerade geschlagen wird. Dies ist unabhängig vom Level eines Boxers und wächst proportional zum Fitnesslevel mit an (Smith et al. 2000).

Wesentlich seltener findet sich die Definition „Cross für die Führhand", wenn diese die Deckung des Gegners oder dessen Schlaghand kreuzt.

6.3 Die Haken

Haken (engl. hook) werden aus der Halbdistanz durchgeführt. Beide Versionen, Seitwärts- und Aufwärtshaken, können sowohl zum Kopf als auch zum Körper durchgeführt werden. Nach einem gegnerischen Schlag und einem erfolgten Ausweichen oder Abtauchen ist der Haken ein idealer Konterschlag.

6.3.1 Der Seitwärtshaken

Diese Schlagvariante wird durch Abdruck auf den Fußballen und gleichzeitiges Nach-vorne-Bringen der Hüfte ausgelöst (◘ Abb. 6.5). Der Körper rotiert dabei um die Längsachse.

> Der Arm wird im Ellenbogengelenk nicht gestreckt, sondern während der Körperdrehung um etwa 90° gekippt, sodass sich Faust, Ellbogen und Schulter auf einer Höhe befinden.

Die Winkelgrade sind nicht fix, sondern müssen situativ im Kampf adaptiert werden. Die Faust soll seitlich am Kopf des Gegners auftreffen. Das eigene Kinn wird durch die

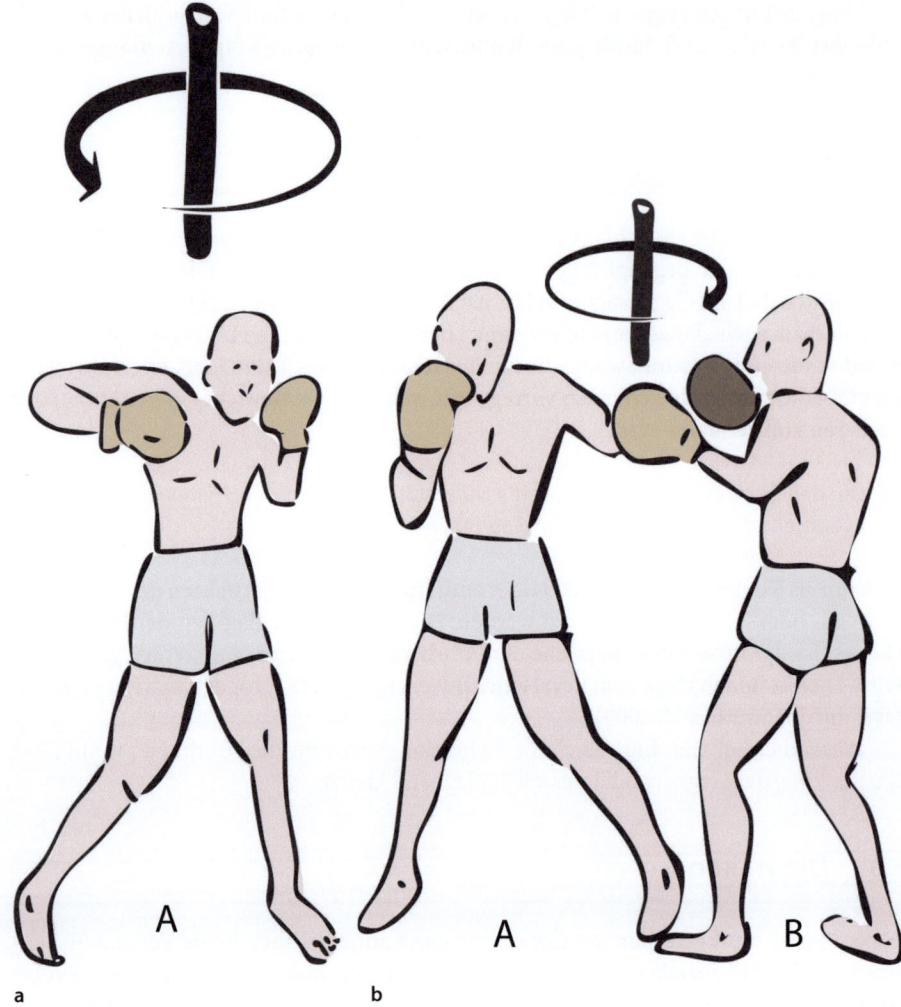

Abb. 6.5a,b Seitwärtshaken (Hook) ohne und mit Partner

Schulter gedeckt. Das Ellbogen- und das Schultergelenk weisen jeweils einen rechten Winkel auf. Die zweite Hand liegt seitlich am Wangenknochen, der Unterarm senkrecht vor dem Rumpf (Abb. 6.6).

6.3.2 Der Aufwärtshaken

Dieser Haken kann aus der Halbdistanz oder im Nahkampf ausgeführt werden. Der Aufwärtshaken ist von der Struktur her der schwierigste Schlag. Er erfährt durch eine Hüftrotation seine entscheidende Verstärkung und Wirkungskraft. Als Vorbereitung werden die Faust und der Oberkörper leicht fallengelassen. Danach wird der Unterarm

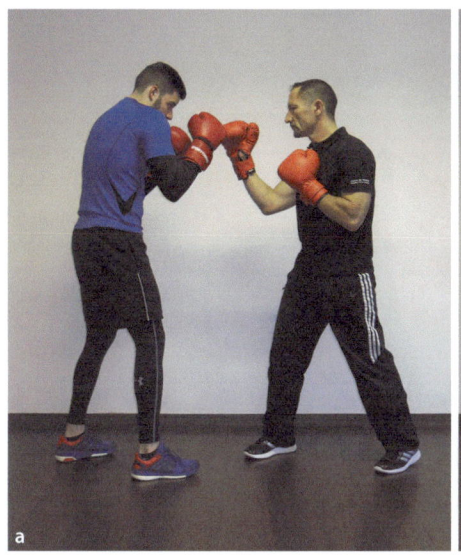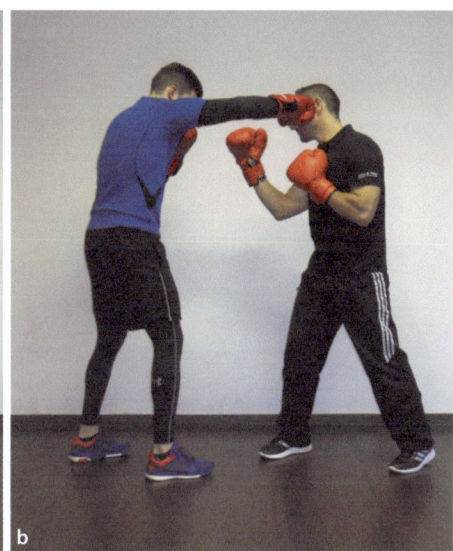

Abb. 6.6a,b Seitwärtshaken zum Kopf

senkrecht vor dem Körper nach oben gebracht, und gleichzeitig werden Beine, Hüfte und Rumpf gestreckt. Die Faust soll idealtypisch von unten her am Kinn auftreffen. Es werden aber auch Wirkungstreffer im Bereich der kurzen Rippen anvisiert (**Abb. 6.7** und **Abb. 6.8**).

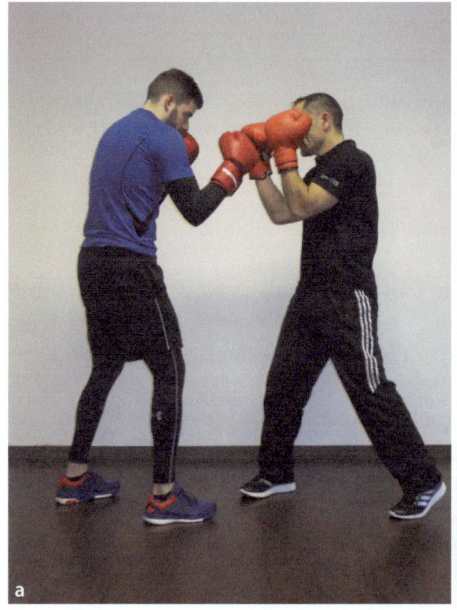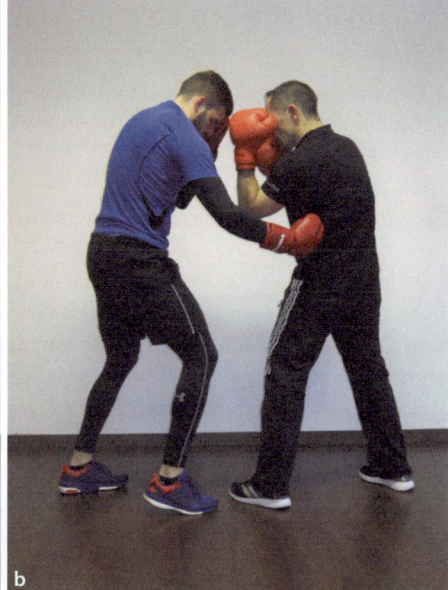

Abb. 6.7a,b Aufwärtshaken (Uppercut) zum Körper

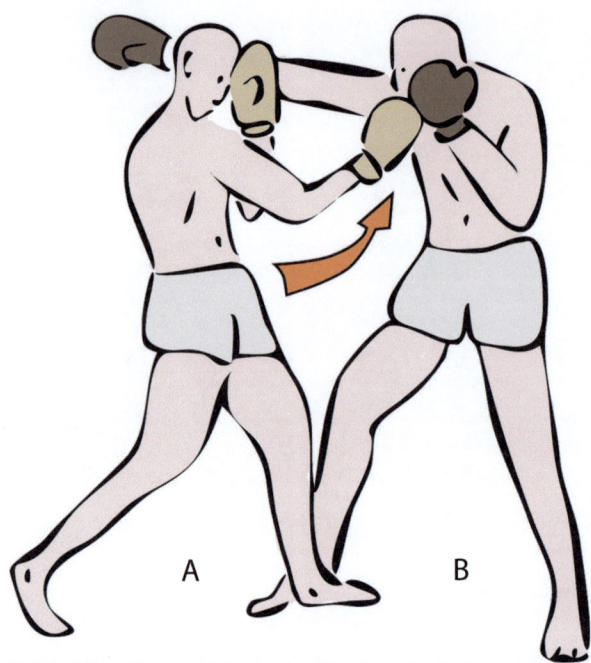

Abb. 6.8 Aufwärtshaken zum Kinn

> Im internationalen Boxsport wird der Aufwärtshaken als Uppercut bezeichnet.

6.4 Mögliche Schlagkombinationen

Schlagkombinationen werden zunächst im Stand ohne Krafteinsatz geübt. Wenn die Bewegungsabfolgen beherrscht werden, können diese auch in der Bewegung absolviert werden. Voraussetzung ist natürlich eine sichere Beinarbeit.

> Alle Arten von Kombinationen werden trainiert und automatisiert.

Ob diese am Sandsack, an den Pratzen oder am Partner einstudiert werden, ist vom sportlichen Niveau und dem Thema, das die Trainingsplanung vorgibt, abhängig. Um die Reaktion des Boxers zu schulen, wird im Partnertraining zwar eine Schlagkombination vereinbart, diese muss jedoch ohne Vorankündigung auf ein plötzlich auftauchendes Ziel (Pratzen, Lücke in der Deckung) geschlagen werden. Die Trainingspartner bewegen sich mit lockeren, leicht hüpfenden, reaktiven Sprungschritten aufeinander zu. Plötzlich bleibt der Übungsgehilfe mit den Pratzen stehen und hält diese zur vereinbarten Schlagkombination, sodass der Boxende blitzschnell reagieren muss. (Auf die Schulung der Reaktionsschnelligkeit wird im Weiteren eingegangen.)

> Gerade im Training mit Schlagkombinationen ist ein exaktes Arbeiten am Mann oder an der Pratze notwendig.

Durch die klare Form der Pratzen ist gut zu erkennen, wie geschlagen werden soll. Zum Teil sind zentral angebrachte Markierungen zu erkennen. Bei Boxhandschuhen wird auch in die Handinnenfläche geschlagen, doch irritiert oft der obere gekrümmte Teil der Handschuhe (◘ Abb. 6.9). Ein langsames und sauberes Trainieren ist anfänglich von Vorteil.

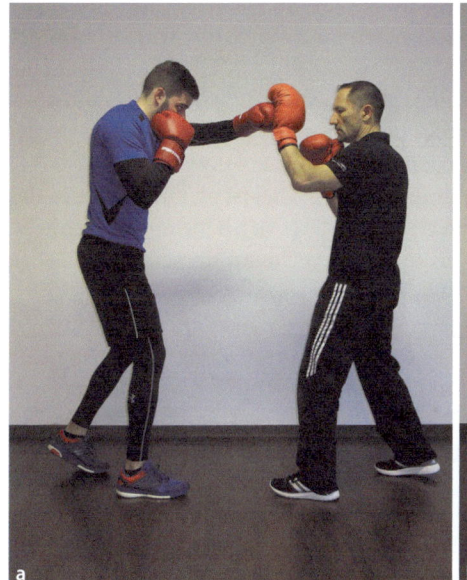
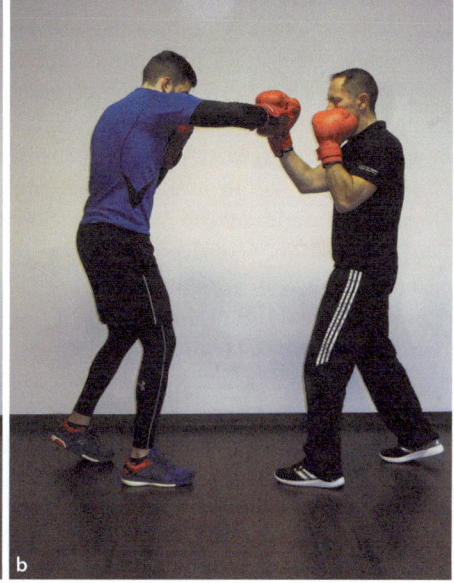
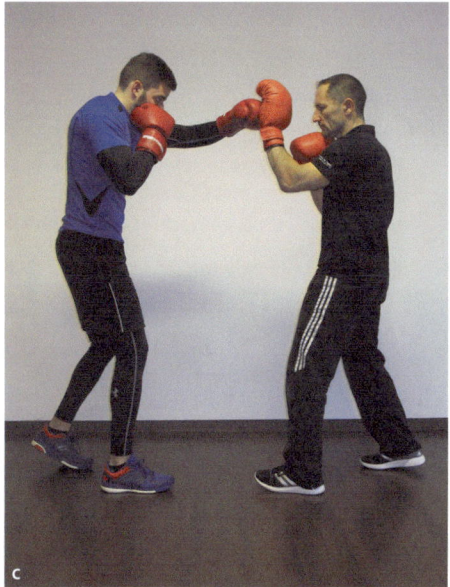

◘ Abb. 6.9a–c   Schlagkombination (li-re-li) in die Boxhandschuhe

Für gerade Schläge (Jab oder Cross) wird die Handfläche wortgemäß auch gerade/senkrecht zum Partner gehalten – entweder in Kopfhöhe oder vor dem Oberkörper –, um auch tiefere gerade Schläge zu üben. Für Seitwärtshaken zeigt die Handfläche seitlich zum Partner in Kopfhöhe. Für Seitwärtshaken zum Körper wird die Handfläche der rechten Hand auf die linke Seite gelegt (Milz), oder es wird die Handfläche der linken Hand auf die rechte Seite gelegt (Leber). Dies geht mit Handschuhen besser, da hier die Hand-Außenseite durch die Polsterung der Handschuhe geschützt ist. Zum Üben der Aufwärtshaken (Uppercut) zeigt die Handinnenfläche horizontal nach unten, auch hier wieder entweder in Kopfhöhe oder in Körperhöhe (◘ Tab. 6.2).

Die in Tabelle 6.2 aufgelisteten Schlagkombinationen werden zunächst im Stand ohne Krafteinsatz geübt. Wenn die Bewegungsabfolge beherrscht wird, kann diese auch in der Bewegung geübt werden. Voraussetzung ist natürlich eine sichere Beinarbeit.

Alle Schläge können miteinander kombiniert werden. Ziel ist es, eine Lücke in des Gegners Aufmerksamkeit und Deckung herzustellen, in die es sich dann attackieren lässt. Die Kombinationen werden vom Anfänger bis zum Profi nicht nur schneller ausgeführt, sie nehmen auch an Komplexität zu.

Eine beliebte Übungsform umfasst festgelegte Schläge, die man mit Zahlen kombinieren und diese dann auf Zuruf des Coaches sofort ausführen kann. Dieses kognitiv anspruchsvolle Koordinations-, Reaktions- und Schnelligkeitstraining zeigt bei regelmäßiger Durchführung schnell seine positive Wirkung auf die Leistungsentwicklung. Zur Durchführung erhalten alle Schläge Zahlen (Farben, Autonamen etc.). Mögliche Kombinationen zeigt ◘ Tab. 6.3.

Die Zahlen und Symbole sollten nicht immer in der gleichen Reihenfolge für die Schläge benutzt werden. Wenn heute der Jab die 1 hat, dann ist das morgen im Training eine andere Zahl. Um das System „Boxer" zusätzlich zu stören, können natürlich auch taktile und optische Reize eingesetzt werden. Handzeichen unterschiedlichster Art

◘ Tab. 6.2 Beispielhafte Schlagkombinationen

Kombination	Beschreibung
li-re-li-re	Vier Gerade im schnellen Wechsel in Kopfhöhe
li-li-re	Links 2-mal nur Täuschen und rechts eine Gerade
li-re und Ausweichen	Abducken, während der Partner beispielsweise die Linke zum Kopf schlägt
li-re-li	Seithaken zum Kopf oder Körper
re-li-re	Seithaken zum Körper (◘ Abb. 6.10)
li-re-li-re	Seithaken zum Kopf und Körper wechselnd, 1-mal oben und 1-mal unten
li-re	Aufwärtshaken in die Pratze oder den Handschuh
re	Uppercut (◘ Abb. 6.11)

bedeuten dann Schläge. Es gibt auch elektronische Systeme, die mit unterschiedlichsten Farbsignalen leuchten. So lassen sich hervorragend Schläge und Kombinationen auf Reaktion üben.

> Es geht im Endeffekt darum, immer wieder extrem aufmerksam zu sein und den Sportler an der Grenze seiner Leistung zu reizen, sodass dieser sich verbessert.

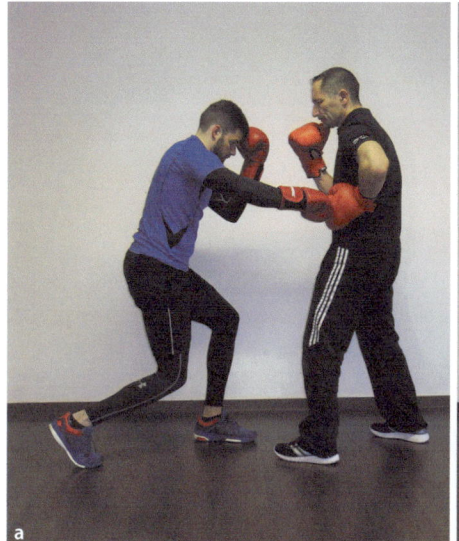
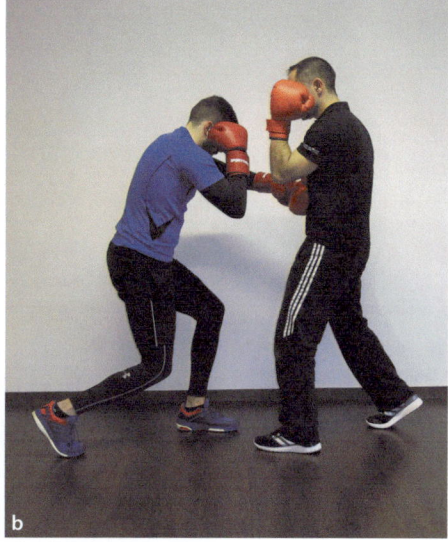
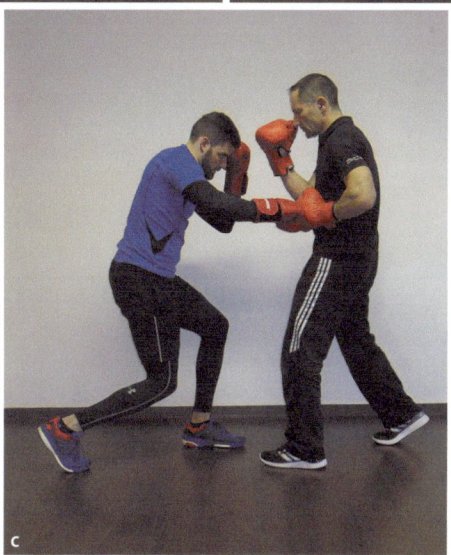

Abb. 6.10a–c Seithaken zum Körper

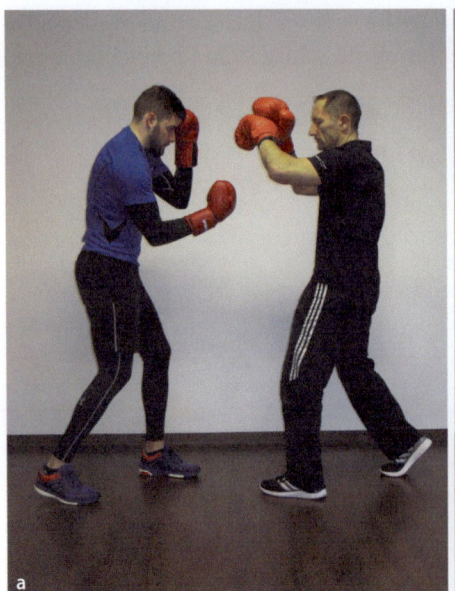
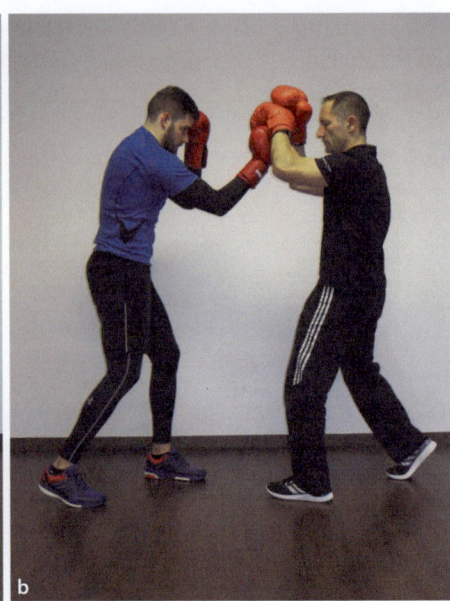

◘ Abb. 6.11a, b Uppercut

◘ Tab. 6.3 Kognitives Schlagtraining

Aktion	Tag 1	Tag 2	Tag 3	Tag 4	Tag 5	etc.
Jab	1	2	Grün	Mercedes	Mais	
Haken	2	4	Blau	BMW	Kartoffel	
Cross	3	3	Silber	Opel	Bohne	
Uppercut	4	1	Rot	Audi	Reis	

Literatur

Axenfeld T, Paus H (1980) Lehrbuch und Atlas der Augenheilkunde, 12., völlig neu bearb. Aufl. Unter Mitarbeit von Rudolf Sachsenweger u.a. G. Fischer, Stuttgart
Bühl W (1982) Struktur und Dynamik des menschlichen Sozialverhaltens. Mohr-Verlag, Tübingen
Fiedler H (1994) Boxen für Einsteiger. Sport- und Gesundheitsverlag, Berlin
Höller J, Maluschka A (2010) Vollkontakt Karate. Meyer und Meyer Verlag, Aachen
Smith M, Dyson R, Hale T, Janaway L (2000) Development of a boxing dynamometer and its punch force discrimination efficacy. J Sports Sci 18(6): 445–450

Internetadressen

http://www.arsmartialis.com/index.html?name=http://www.arsmartialis.com/technik/reaktion/reaktion.html (Zuletzt gesehen am 23.04.2016) http://www.boxen-training.de/index.php/workshops/14-workshops/im-ring/569-verteidigung (Zuletzt gesehen am 11.10.2016)

http://www.kampfsport-online.com/China/Jeet%20Kune%20Do/prinzipienjkd.htm (Zuletzt gesehen am 23.04.2016)

https://www.youtube.com/watch?v=qzlFeuNxrfQ (Zuletzt gesehen am 09.10.2016)

https://de.wikipedia.org/wiki/Cross_%28Boxen%29 (Zuletzt gesehen am 15.10.2016)

Strategie und Taktik

Jürgen Fritzsche

7.1 Strategie – 78

7.2 Taktik – 80
7.2.1 Kämpfe gegen einen großen Gegner – 81
7.2.2 Kämpfe gegen Konterkämpfer – 81
7.2.3 Gegner liegt zurück – 82
7.2.4 Gegner führt – 82
7.2.5 Gegner hat eine eingeschränkte Deckung – 82

Literatur – 83

© Springer-Verlag GmbH Deutschland, ein Teil von Springer Nature 2018
J. Fritzsche, C. Raschka, *Managerboxen*,
https://doi.org/10.1007/978-3-662-56052-5_7

Die Entwicklung einer variablen Verfügbarkeit von boxerischen Fertigkeiten und Fähigkeiten bedarf der Anpassung an sich ständig wechselnde Bedingungen. Sich auf höchstes Niveau hin zu entwickeln und sein Können allzeit einsatzbereit zu haben, verlangt vom Kämpfer eine recht genaue Zielfixierung. Mitunter führt diese langwierige Ausbildung zur individuellen Vervollkommnung zu Phasen des Leistungseinbruchs, der Stagnation oder gar des Rückschritts, bevor es wieder besser wird und die Möglichkeit, sich selbst zu perfektionieren, in erreichbare Nähe rückt.

Auf diesem mitunter jahrelangen Weg ist die erste Wahl nach der Zielfixierung und der Selbsteinschätzung (Was will ich? Was kann ich?) die Wahl eines angemessenen Lehrers. Sie ist entscheidend für den weiteren Werdegang. Anforderungen, die Kämpfer mitbringen sollten, sind schnelle Entscheidungen zu treffen und ihre Aufmerksamkeit zu lenken. Weitere Schritte sind, sich dem Regelwerk zu nähern, sodass jedem Schüler klar wird, warum er bestimmte Taktiken lernen soll, in welcher Situation sie welchen Vor- oder Nachteil bringen und ob sie moralisch vertretbar sind. Die Schulung der Wahrnehmungsfähigkeit gilt dazu als Grundvoraussetzung. Der letzte Schritt, die letzte Phase des Lernens, versetzt dann den Lernenden in die Lage, seine entwickelten Fertigkeiten auch unter schwierigen und außergewöhnlichen Bedingungen sicher auszuführen. Jetzt kann die Aufmerksamkeit von der eigentlichen Technik auch auf das Umfeld (z.B. Gegner) gelenkt werden. So können neues Verhalten und Erkenntnisse erarbeitet werden, etwa Strategie und Taktik, Antizipation oder volle Ausschöpfung der konditionellen Fähigkeiten. Bis dahin aber dient der Trainer, Meister oder Coach als Mentor, die eigene Entschlusskraft auf dem Weg zum Ziel zu fördern und zu fordern.

7.1 Strategie

Die Feldherrenkunst oder Strategie (gr. *stratēgía*) bezeichnet langfristige Zielvorgaben und die Wege, diese zu erreichen. Man unterscheidet kurz- (1-Jahres-Plan; operationales Ziel), mittel- (2-Jahres-Plan; taktisches Ziel) und langfristige Ziele (eine Olympiade; vier Jahre).

> Unter Strategie versteht man langfristige Zielvorgaben und Methoden, um diese zur erreichen. Ziele können kurz- (1-Jahres-Plan, operational), mittel- (2-Jahres-Plan, taktisch) oder langfristig (z.B. Olympiade) sein.

In der Wirtschaft werden häufig noch längerfristige Ziele (4–8 Jahre) festgelegt. Im Sport sind das schon ganze Sportlerkarrieren, die nach der allgemeinen Vorbereitung in die Aufbauphase bis zum Hochleistungssport verplant werden. Problematisch ist, dass die Planbarkeit solch langer Prozesse mit zunehmender Zeit mit einer enormen Fehlermöglichkeit behaftet ist.

Der preußische Generalmajor Carl Philipp Gottlieb von Clausewitz (1780–1831) definierte den Begriff Strategie als „Gebrauch des Gefechts zum Zweck des Krieges" (Clausewitz 1980). Egal ob für das Militär, die Wirtschaft oder im Sport, es stellt immer eine enorme Herausforderung dar, die gesteckten Ziele mit den eingeschränkten zur

Verfügung stehenden Ressourcen zu erreichen. Je nachdem wer dem Boxer gegenübersteht, müssen aktive und passive Prozesse, Attacken, Konter und Abwehrmaßnahmen wohlerarbeitet und wohlüberlegt eingesetzt werden. Es kann sein, dass man eine Runde verliert, um am Ende dann den Sieg davonzutragen. Dabei ist abzuwägen, wie sich der Kontrahent verhalten wird, wenn bestimmte Maßnahmen getroffen werden. Stellt sich ein Kämpfer den Attacken, oder weicht er aus? Taucht er ab, oder blockt er mittels Doppeldeckung? Verausgabt er sich anfangs, oder spart er seine Ressourcen für das Finale des Kampfes auf?

Unter Berücksichtigung aller für ein Training, Sparring und Wettkampf relevanten Personen, Ressourcen und Fähigkeiten werden dann Wege erarbeitet, um die gesteckten langfristigen Ziele (z.B. der Weltmeistertitel) zu erreichen. Versuche, deine gesteckten Zwischenziele zu erreichen oder gar zu übertreffen! Nicht das Mittelmaß ist erstrebenswert.

Hat man gut trainiert, mit seinem Coach eine entsprechende Strategie entwickelt und alle seine Kräfte gebündelt, so ist dies ein entscheidender Meilenstein zum Erfolg in einem Kampf (angelehnt an das Gesetz von Lanchester; wikipedia.org). Nur durch immerwährendes (lebenslanges) Üben und Bündelung der Kräfte auf höchstem Niveau findet man Vollkommenheit auf seinem gesamten Lebensweg. Der Weg ist dann das Ziel, und diesen zu meistern heißt, das Ziel zu erreichen (Yamamoto 2003).

Bevor man seine langfristigen Ziele erreicht, haben die Götter den Schweiß gesetzt, sagt ein Sprichwort, das dem griechischen Dichter Hesiod (ca. 700 v. Chr.) zugesprochen wird. Egal ob Markt- oder Gegneranalyse, beides hilft, um strategische Handlungskonzepte zu entwickeln (◘ Tab. 7.1). Schaut man sich die Entwicklung hin zu höchstmöglicher Leistung an, könnten weitere Schritte natürlich Leistungsanalysen, regelmäßiges Austauschen (Sparring) und Tests (Testwettkämpfe) sein (◘ Abb. 7.1).

◘ Tab. 7.1 Methoden eines strategisch-taktischen Trainings

Methode	Hinweise
Grundeinweisung	Bedeutungen von boxerischen Regeln, Werten, Handlungen und deren Alternativen erklären und wettkampfnah erlernen. Mittels Szenariotrainings lassen sich allgemeingültige und atypische Verhaltensweisen erkennen und standardisieren.
Vervollkommnung	Automatisieren und variieren. Alternativen entwickeln. Hier werden Druckbedingungen als Störgrößen ins Training aufgenommen (Zeit-, Raum-, konditioneller Druck etc.). Ständiger Ist-Soll-Wert-Abgleich.
Anwenden	Standards gegen diverse Kontrahenten werden in Trainings-, Vorbereitungs- und Hauptwettkämpfen auf ihre Abrufbarkeit unter Stress getestet. Aufbau eines eigenen Erfahrungsschatzes. Lernen, eigene bevorzugte Handlungsideen unter Druck abrufen zu können und diese nach Bedarf zu verschleiern (Finten). Umsetzung strategischer Modelle.
Extemporieren	Situationsadäquate, individuelle Lösungsfindung gegen Gegner höchsten Niveaus. Unter Extrembedingungen werden alle psycho-physischen Leistungskomponenten auf Turnieren internationalen Levels infrage gestellt.

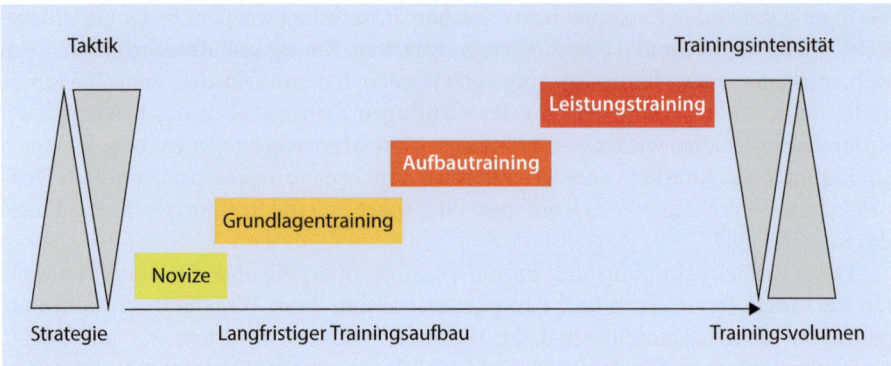

◻ Abb. 7.1 Wechselbeziehung von Strategie und Taktik im Trainingsalltag

7.2 Taktik

Das altgriechische Wort τακτική bedeutet so viel wie die „Kunst, ein Heer in Schlachtordnung zu stellen" (wikipedia.org).

> Im Gegensatz zur Strategie werden mit der Taktik kurzfristigere Ziele verfolgt.

Taktisches Verhalten beschreibt die Summe aller individuellen Entscheidungsalternativen, Handlungen und Voraussetzungen (unter Berücksichtigung des Gegnerverhaltens), die man durchführt, um einen optimalen Nutzen daraus zu ziehen, das eigene Wettkampfkonzept durchzusetzen, Handlungspläne zu verschleiern und letztlich Erfolg zu generieren (vgl. Thieß et al. 1978).

Ein Sprichwort lautet: „Denke scharf nach und entscheide in sieben Atemzügen" (Yamamoto 2003, S. 53). Ohne zu zögern, ohne Zweifel sollten taktische Ideen umgesetzt werden. Gerade in einem Kampf gibt es nicht viel Zeit zum Nachdenken. Das sollte im Vorfeld geschehen. Wer ist der Gegner? Wie hat er sich vorbereitet, und was sind seine Stärken und Schwächen? Schnelles Handeln im Kampf bedingt eine gute Vorabplanung. Hat man seine „Hausaufgaben" gemacht, fällt das zusehends leichter.

Falls dennoch einmal in einem Kampf eine falsche taktische Entscheidung getroffen wird, so sollte diese ohne Zögern korrigiert werden. Je länger mit einer offensichtlich falschen Taktik weitergekämpft wird, desto leidvoller wird das Ende des Kampfes sein. Es hat sich noch nie bewährt, falsche Entscheidungen bedingungslos weiter voranzutreiben. Kämpfen ist etwas anderes als Pokern. Im Kampfsport hat der Bluff dann fatale Folgen, wenn der Gegner anfängt, den Bluff zu hinterfragen. Nur wenn ein Managerboxer in der Lage ist, eine konkrete Situation im Zweikampf komplett zu analysieren und eine adäquate Lösung zu finden, kann er sich kompetent und sicher verhalten. Seine Handlungen wären in aller Konsequenz vorhersagbar und erfolgsversprechend.

Taktiktraining im Boxen ist Entscheidungstraining. Es beinhaltet die Art und Weise zu lernen, wie sich Kämpfer entscheiden, eine Handlung auszuführen, worauf sie ihre Auswahl stützen und wie dieser Prozess zu optimieren ist. Dazu schätzen sie vorhandene Handlungsoptionen ein, wie hoch die Wahrscheinlichkeit ist, die mit ihnen jeweils angestrebten Ziele zu erreichen, also ob beispielsweise eine bestimmte Schlagkombination als Finte funktioniert oder nicht. Je besser die Auswahl getroffen werden kann, desto höher ist die taktische Lösungskompetenz. Ein Boxer muss also wissen, was er wann mit welcher Erfolgswahrscheinlichkeit ausführen kann. Je ungewöhnlicher seine Lösungsansätze sind, desto weniger passen sie dem Gegner ins taktische Konzept und desto erfolgversprechender ist dieser Ansatz, einen Kampf zu führen. Werden feste Regeln leicht aufgegeben, so finden sich Lösungen jenseits der Norm. So wurden schon viele Innovationen anfangs belächelt, ob im Sport (V-Flugstil im Skisprung, Straddle vs. Fosbury-Flop im Hochsprung) oder in der Wirtschaft. Hier sei an die Aussage von Thomas John Watson erinnert, dem Chairman von IBM: „Ich denke, dass es weltweit einen Markt für vielleicht fünf Computer gibt." Zum Glück dachte nicht jeder auf der Welt so. Neues Denken kreiert spektakuläre Lösungen.

7.2.1 Kämpfe gegen einen großen Gegner

> Große, übermächtige Gegner sind auf Abstand zu halten.

Mit der Führhand zu taktieren verhindert weitgehend, dass sich der Konkurrent in Position bringt. Es gilt, ihn mit kleinen, schnellen Aktionen zu beschäftigen. Große Systeme sind nicht nur kraftvoll, sie sind oft auch träge und benötigen einigen Vorlauf, um aktiv werden zu können. Sie in dieser Zeit unter Druck zu setzen, gilt als erfolgversprechend. Ohne Handlungsspielraum und Zeit, sich zu entfalten, müssen sie immer nur reagieren. Je enger ihr Spielraum, desto schwieriger wird es für sie, sich zu bewegen. In der Ecke oder an die Seile gepfercht, sind sie einem mutigen kleineren Kämpfer dann ausgeliefert.

Kleinere Athleten brauchen Explosivität, Beweglichkeit und ein großes Herz, um es mit den Großen aufzunehmen. Sie müssen sich für einen solchen Kampf psycho-physisch sehr gut vorbereiten. Kein Ziel zu bieten, auszuweichen, wie Wasser, nicht greifbar zu sein, ist oberstes Gebot. Sie müssen, um erfolgreich abschließen zu können, die Nähe suchen. Bleiben sie in der Ferne, bietet sich für den Kämpfer gegenüber eine optimale Schlagreichweite. Der Gegner sollte zum direkten Zurückweichen gezwungen werden. Ein flexibles Ausweichen muss beispielsweise durch schnelle Aktionen verhindert werden. Dem „Giganten" darf kein Richtungswechsel gelingen. Die geringe Entfernung zum übermächtigen Gegner bedingt eine kurze Reaktionszeit. Eine diesbezügliche Vorbereitung ist im Vorfeld unumgänglich. Sich ständig in Schlagreichweite aufhalten zu müssen ist ermüdend. Schnell sinkt die für die Antizipationshandlungen so entscheidend wichtige Konzentrationsfähigkeit.

Hier unterscheidet sich das taktische Verhalten eines Anfängers von dem eines Profis. Der Novize, unvorbereitet, lässt nach einer Aktion vom Zweikampf ab. Er setzt nicht nach und verpasst den siegentscheidenden Schlag. Der Profi weiß um dieses Problem und ist psychisch anders eingestellt. Er nutzt alle Chancen zu seinem Vorteil und gibt sich weder eine physische noch eine psychische Blöße.

7.2.2 Kämpfe gegen Konterkämpfer

Typische Konterkämpfer sind nicht gut im eigenen Angriff. Sie verlassen sich darauf, dass der Gegner den ersten Fehler macht. Sie warten auf das Kommende und sind sich ihrer Reaktionen sicher. Das heißt, sie können den Kontrahenten und dessen Aktionen lesen.

> Konterkämpfer suchen nach Fehlern im Angriffsverhalten, um dann in entsprechende Lücken stoßen zu können.

Was aber passiert, wenn beide Kämpfer warten? Irgendwann muss etwas passieren. Es ist in etwa vergleichbar mit dem „Hasenfußrennen" in dem James-Dean-Film „Denn sie wissen nicht, was sie tun". Wer zuerst reagiert, verliert. Wer aber gar nicht reagiert, verliert auch. Es gilt, den richtigen Zeitpunkt für die eine erfolgversprechende Attacke zu finden, Geduld zu beweisen und zuversichtlich sein Kampfkonzept durchzuziehen.

Sollte man sich für einen Angriff auf des Gegners Festung entscheiden, so muss dieser gut vorbereitet und herausgearbeitet sein. Er muss hochwahrscheinlich zum Erfolg führen. Für halbherzige, mutlose Aktionen ist gegen einen Konterkämpfer kein Platz. Idealtypischerweise lässt sich der Angriff auf die sichere Position des Kontrahenten verschleiern. Durch Scheinangriffe und Finten wird er „aufs Glatteis geführt".

7.2.3 Gegner liegt zurück

Hat man sich einen Vorteil erarbeitet, so gilt es, diesen zu schützen und den Vorsprung vor der Konkurrenz zu halten und bestenfalls sogar auszubauen. Es gilt, den Kampf flink und beweglich zu gestalten und dem Gegner keine Trefferfläche zu bieten. Der Gegner muss kommen! Fehler, die dieser dann aus Stress oder Zeitdruck begeht, lassen sich gut auskontern.

7.2.4 Gegner führt

Hat der Gegner einen entscheidenden Vorteil erzielt, so schadet übereiltes Handeln. „In der Ruhe liegt die Kraft", sagt ein Sprichwort. Überhastete Aktionen schaden nur und bauen Stress auf. Gut geplante taktische Handlungen auf der Basis stabil installierter Konzepte aus der Vorbereitungszeit sind notwendig, um sicher zu punkten und Defizite zu mindern. War die Vorbereitung auf diese Auseinandersetzung umfassend, so finden sich Möglichkeiten, mit schnellen Aktionen das Gegenüber zu fintieren und sicher zum Erfolg zu kommen.

7.2.5 Gegner hat eine eingeschränkte Deckung

Während einer Auseinandersetzung kristallisiert sich heraus, dass der Opponent unachtsam ist, es zeigt sich eine Lücke in der Deckung. Natürlich kann man sofort diese Schwäche ausnutzen und die erste Gelegenheit zum Angriff nutzen. Jedoch ist es oft ratsamer, zu eruieren, ob es sich nicht um eine Falle handelt. Wenn das nicht der Fall ist, so sollte der Angriff gut vorbereitet werden. Es gilt, den Gegner in Sicherheit zu wiegen und alle möglichen anderen Stellen seiner Verteidigung zu attackieren. Schließlich, wenn man sich gut positioniert hat, um den entscheidenden Schlag zu führen, legt man all seine Kraft und Entschlossenheit in diese Aktion.

Literatur

Clausewitz C v (1980) Vom Kriege. Rowohlt, Reinbek bei Hamburg (Erstausgabe: 1832)
Thieß G, Schnabel G, Baumann R (1978) Training von A-Z. Sportverlag, Berlin
Yamamoto T (2003) Hagakure. Der Weg des Samurai. Piper, München

Internetadressen

https://de.wikipedia.org/wiki/Gesetz_von_Lanchester (Zuletzt gesehen am 26.10.2017)
https://de.wikipedia.org/wiki/Taktik_(Milit%C3%A4r) (Zuletzt gesehen am 26.10.2017)

Ausdauer- und Zirkeltraining

Jürgen Fritzsche

8.1 Trainingsmittel zur Ausdauersteigerung – 86

Literatur – 88

© Springer-Verlag GmbH Deutschland, ein Teil von Springer Nature 2018
J. Fritzsche, C. Raschka, *Managerboxen*,
https://doi.org/10.1007/978-3-662-56052-5_8

> Ausdauer bezeichnet die Ermüdungswiderstandsfähigkeit eines Sportlers.

Sie wird mit einer besseren kardiovaskulären Leistungsfähigkeit und einer besseren Erholungs- und Regenerationsfähigkeit gleichgesetzt. Während die generelle Grundlagenausdauer durch Dauerlauf (Joggen), Radfahren, Rudern oder Skilanglauf verbessert werden kann, sollte die sportartspezifische Ausdauer (z.B. das Halten der Fäuste auf Kinn- oder Kopfhöhe) durch Gerätearbeit nach Trainingsstand (Boxsack, Maisbirne u.a.), aber auch durch Seilspringen, Handkurbel, Schattenboxen oder Partnerarbeit weiter ausgebaut werden. Kleine Hanteln (1–3 kg) lassen sich gut dazu benutzen, den Übergang zum Krafttraining zu gewährleisten. Mit ihnen können Schläge ausgeführt und die Kraftausdauer verbessert werden.

Chaabe'ne et al. (2014) beschreiben die Bedeutung der aeroben Ausdauer für die Leistungsfähigkeit eines Boxers. Dabei dient diese Ausdauerform sowohl einer besseren Physis im Kampf als auch einer optimierten Regenerationsfähigkeit nach einem harten Training. Der durchschnittliche Wert für die maximale Sauerstoffaufnahmefähigkeit (VO_2max) beläuft sich durch die aktuelle Literatur für Boxer auf 49–65 ml/kg/min und 44–52 ml/kg/min für Kämpferinnen (ebd.).

> Es scheint so zu sein, dass im Sparring oder Pratzentraining bis zu 70% der Energiebereitstellung aerob abgedeckt wird.

Dies macht die Bedeutung eines sportartunspezifischen Zusatztrainings deutlich. Wie schon beschrieben, können hier Crossläufe, Seilspringen oder Ergometertraining ihren Beitrag leisten.

Die anaerobe Ausdauer benötigt ein Boxer ebenfalls. Die intervallartigen Kampfabläufe zeigen ein Aktivitätsprofil von etwa 3 : 1 (Aktivität zu Pause). Je nach Kampfablauf sind Kämpfe energetisch ganz unterschiedlich zu bewerten. Schnellen und hochintensiven Phasen mit einer hohen Schlagabtauschdichte folgen solche mit Klammern, Unterbrechungen durch den Schiedsrichter und Pausen. Untersuchungen zeigten, dass die Power, die Boxer abrufen können, bei etwa 6–7 W/kg Körpergewicht liegt (Chaabe'ne et al. 2014).

8.1 Trainingsmittel zur Ausdauersteigerung

Seilspringen findet praktisch überall, d.h. auch auf Reisen oder im Büro, auf engstem Raum, seine Einsatzmöglichkeiten. Je nach Gewicht des Seils und dessen Beschaffenheit (Band, Gummi, Stahlseil) verändern sich der Anspruch und die Handhabung. Es wird sehr gerne im Intervalltraining eingesetzt, um seine Wirkung als Mittel für die Verbesserung der Ermüdungswiderstandsfähigkeit zu erlangen. Diese im Boxen allseits beliebte (vielleicht auch gefürchtete) Übung fördert nicht nur, wie bereits beschrieben, die Reaktivkraft, sondern kann auch zur Optimierung der Ausdauer eingesetzt werden.

> In einem der Entwicklung der anaeroben Ausdauer förderlichen Hochintensiven Intervalltraining (HIIT) wechseln sich beispielsweise 30 Sekunden Belastung mit Sprüngen mit einer 30- bis 45-sekündigen Pause ab. Dieses wird 5- bis 8-mal wiederholt.

Kapitel 8 · Ausdauer- und Zirkeltraining

Wenn das Seilspringen noch in der Variation des Springens auf einer Weichmatte oder Gewichtsweste durchgeführt wird, kann die konditionelle Beanspruchung noch weiter gesteigert werden.

Der große Klassiker im Kraftausdauertraining sind Liegestützvariationen (Tab. 8.1). Je nach Vermögen sind sie aber anfangs mit einem hohen Kraftanteil verbunden (schwache Arm- und Rumpfkraft). Ist dies der Fall und lassen sich „normale" Übungen nicht absolvieren, so kann zur Belastungssenkung die Variante mit Knien am Boden ins Training eingebracht werden. Im weiteren Trainingsverlauf verbessert sich die Kraft und der

Tab. 8.1 Variationsmöglichkeiten Liegestütz

Varitation	Beschreibung	Abbildung
1	Breiter Liegestütz, auf den Knien oder Füßen. Die Ellenbogen beugen dabei nach außen.	
2	Enger Liegestütz, Ellenbogen liegen am Körper an.	
3	Handflächen aneinander/übereinander. Evtl. mit erhöhter Körperposition und verkürztem Hand/Fuß-Abstand. Auch in den Varianten mit „Springen" zur Seite (b) oder auf einen Ball (c).	
4	Aufsetzen der Fäuste (zur Schonung der Hände am angenehmsten in Boxhandschuhen oder bandagiert). Zur Fingerkräftigung auf 1–5 Fingern üben (b und c).	
5	Hände auf einem labilen Untergrund (Medizinball) positioniert.	
6	Aufsetzen einer Hand am Boden, einer Hand auf einem Medizinball (hier mit der Variation, dass nach jedem Abdrücken der Medizinball von einer Hand zur anderen gerollt werden kann).	

Tab. 8.1 (Fortsetzung)

Varitation	Beschreibung
7	Vor oder hinter dem Körper in die Hände klatschen.
8	In die Hände klatschen und Füße klatschen.
9	Diverse Variationen mit einem oder zwei Gymnastikbällen.
10	Im Sling-Trainer.
11	Zwischen zwei Stühlen/Bänken/Kettlebells, gegen eine Wand.

Ausdaueranteil überwiegt. Letztlich sind 50–100 Liegestütze am Stück keine Seltenheit mehr und bezeichnen dann eine Ausdauermethode für die oberen Extremitäten. Sind selbst 100 Liegestütze kein Problem mehr, so lassen sich Intensitätserhöhungen mittels mehr Druck auf die Arme einführen. Die Beine auf eine Bank zu platzieren oder im Handstand die Ellenbogen zu beugen, sind nur zwei übliche Variationen. Die Übungen können (wenn vorhanden) auch auf einer Vibrationsplattform durchgeführt werden. Variationen sind hier beispielsweise durch Frequenzmodulationen erzielbar. Vorsicht jedoch bei dieser Variante! Nicht jedes Handgelenk kann die Stöße kompensieren.

Literatur

Chaabe'ne H, Tabben M, Mkaouer B, Franchini E, Negra Y, Hammami M, Amara S, Chaabe'ne R, Hachana Y (2014) Amateur Boxing: Physical and Physiological Attributes Sports Med: https://doi.org/10.1007/s40279-014-0274-7

Koordinationstraining

Jürgen Fritzsche

9.1 Orientierungsvermögen – 90

9.2 Schnellkoordination, Reaktion, Antizipation – 91

9.3 Reaktionsfähigkeit, Reaktionsschnelligkeit – 92

9.4 Antizipation – 93

9.5 Koordinationsleiter – 93

Literatur – 97

© Springer-Verlag GmbH Deutschland, ein Teil von Springer Nature 2018
J. Fritzsche, C. Raschka, *Managerboxen*,
https://doi.org/10.1007/978-3-662-56052-5_9

> Unter Koordination (lat. *coordinare* = zuordnen, beiordnen) versteht der Boxtrainer meist das Aufeinander-Abstimmen und Zusammenwirken des Zentralnervensystems und der Muskulatur in den verschiedensten Übungen (Fritzsche 2014).

Das Koordinationstraining ist ein unabdingbarer integrativer Bestandteil einer Übungsstunde. Grundlage dafür ist die Idee, die koordinativen Fähigkeiten durch Training optimieren zu können. Die Koordination oder auch die früher häufig synonym benutzte Definition der Gewandtheit, stellt nach weitläufiger Meinung neben Kraft, Schnelligkeit, Ausdauer und Beweglichkeit einen eigenen Teilbereich der grundmotorischen Fähigkeiten dar. Diese angeborenen Fähigkeiten sind allen Menschen eigen, jedoch in unterschiedlicher Ausprägung. Im Kampfsporttraining erfahren diese dann eine ideale Förderung. Es lassen sich hierbei folgende koordinative Fähigkeitssubtypen subsumieren (Fritzsche 2013, 2014; ◘ Abb. 9.1 und ◘ Abb. 9.2):

- Differenzierungs-,
- Orientierungs-,
- Gleichgewichts-,
- Reaktions-,
- Antizipations-,
- Rhythmus-,
- Kopplungs- und
- Umstellungsfähigkeit.

9.1 Orientierungsvermögen

Der Kampfsportler sollte zu jeder Zeit seine Position und die Distanz zum Partner (auch Timing) einschätzen können (durch Blickkontakt, Überblick [okulomotorische Intelligenz]). Dadurch lassen sich Zusammenstöße mit anderen Paaren im Gruppentraining vermeiden. Ein Boxer sollte sich nicht in die Ecke bzw. die Seile drängen lassen, sondern durch Schnelligkeit und Koordination seine Ringmitte wahrnehmen und letztlich behaupten. Dies gilt im übertragenen Sinne für jede Lebenssituation („goldene Mitte"). Es hilft

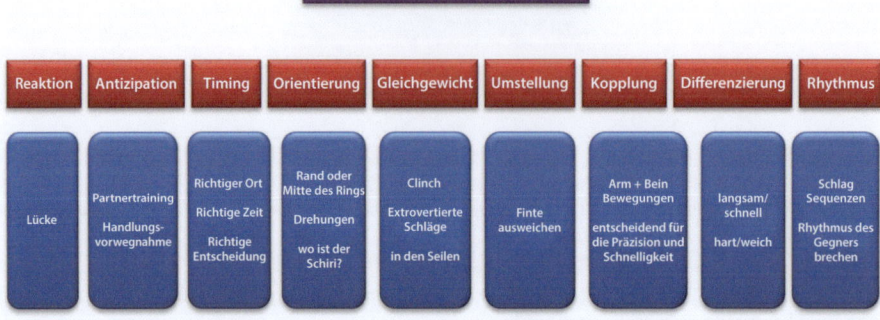

◘ Abb. 9.1 Subtypen der koordinativen Fähigkeiten im Boxen

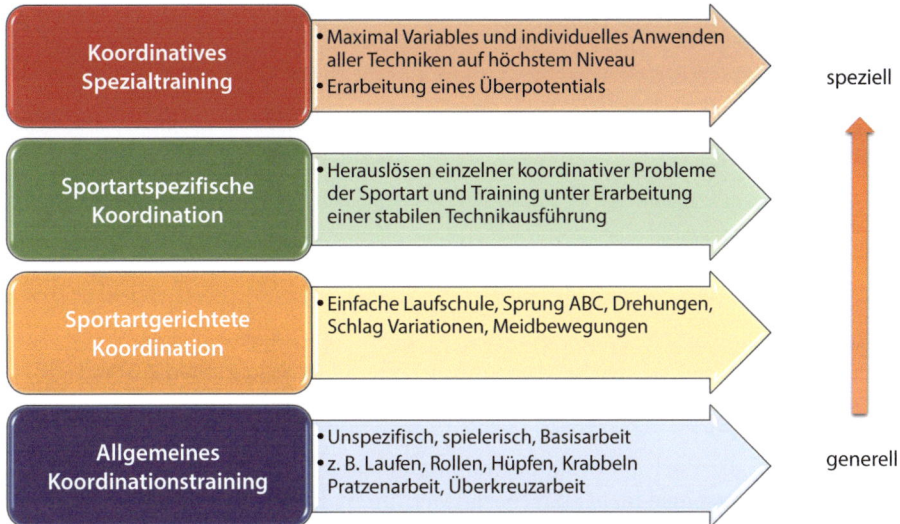

☐ Abb. 9.2   Unterteilung des koordinativen Trainings. (Mod. nach Hirtz 2003)

der Orientierung im Leben und weist beispielsweise Wege, das eigene Selbstbewusstsein zu stärken.

Ein mögliches Training weiterer Subtypen wird im Folgenden exemplarisch beschrieben:

9.2 Schnellkoordination, Reaktion, Antizipation

Schnelligkeit wird nach Steinhöfer (2003) als eine konditionell und koordinativ bestimmte Leistungsvoraussetzung beschrieben, bei der auf einen Reiz in der kürzestmöglichen Zeit reagiert werden muss. Ebenfalls ist damit gemeint, einen Bewegungsvollzug (Schlag, das Ausweichen) schnellstmöglich auszuführen. Die Schnelligkeit ist neben Kraft, Ausdauer, Beweglichkeit und Koordination die fünfte grundmotorische Eigenschaft des Menschen. Sie ist keine klar definierbare Fähigkeit und wird als eine komplexe Fähigkeit mit Kraft- und Beweglichkeitsanteilen sowie koordinativen und neuronalen Anteilen gesehen. Das Ziel eines Schnelligkeitstrainings muss es sein, eine komplexe Geschwindigkeitssteigerung zu erfahren. Alle Teilbereiche der Schnelligkeit müssen sowohl einzeln als auch in ihrer Komplexität zusammenhängend trainiert werden. Dazu gehört es,

— schneller beschleunigen zu können,
— die maximale Geschwindigkeit zu verbessern,
— lange anhaltend schnell zu agieren und schneller reagieren zu können,
— schneller handeln zu können sowie
— schneller koordinieren zu können.

In diesem Zusammenhang ist die Schnelligkeit, auch mit den Unterpunkten Reaktions- und Antizipationstraining, ein Teilgebiet der Koordination als Steigerung des neuromuskulären Zusammenspiels (☐ Tab. 9.1).

Tab. 9.1 Formen des Schnelligkeitstrainings

Allgemein	Zyklisch	Situativ	Azyklisch
Elementare, allgemeine Schnelligkeit	Reaktionsschnelligkeit	Frequenzschnelligkeit	Reaktivschnelligkeit
Komplexe, sportartspezifische Schnelligkeit	Lokomotorische Schnelligkeit	Handlungsschnelligkeit	Aktionsschnelligkeit

> Idealerweise werden Übungen zur Entwicklung der Schnelligkeit und der verwandten Eigenschaften Koordination und Technik im ausgeruhten Zustand am Anfang vom Training eingesetzt.

Inhaltlich fokussiert sich das Reaktionstraining auf das dynamische Bewegen und Schlagen, z.B. nach verschiedenen Taktgebern (Metronom, Pratzen, Kommando etc.) oder auf optische Signale hin. Die Reaktionszeiten rangieren hier im Bereich von 0,1 bis 0,3 Sekunden. Unterschiede manifestieren sich auf Grundlage von einfachen Aufgaben oder Auswahlreaktionsaufgaben. Im Training können hier beispielsweise spielerische Partnerübungen zum Einsatz kommen. Alle anderen Leistungskomponenten wie Kraft oder Ausdauer folgen erst im Weiteren, am Ende der Unterweisung.

> Tempoeinheiten im ermüdeten, unkonzentrierten Zustand sind wenig effektiv und bergen eine hohe Verletzungsgefahr. Ausnahmen von dieser Regel betreffen ausschließlich den Hochleistungssport.

9.3 Reaktionsfähigkeit, Reaktionsschnelligkeit

Ob ein Glas droht, vom Tisch zu fallen, oder uns ein Auto im Stadtverkehr die Vorfahrt nimmt – viele banale Dinge verlangen schon enorme Reaktionen. Auch in schwierigen Verhandlungen muss der Manager sich situativ immer wieder schnell seinem Gegenüber anpassen, sich auf diesen einstellen. Im Kampfsport ist diese Fähigkeit geradezu eine Grundeigenschaft, um im (Wett-)Kampf gegen den Opponenten bestehen zu können. Oft wird der Ausgang eines Kampfes in Sekundenbruchteilen entschieden, und eine gute Reaktionsfähigkeit leistet ihren entsprechenden Anteil an einem Sieg.

> Die Reaktionsschnelligkeit ist die Zeit der motorischen Antwortreaktion auf ein bestimmtes Signal.

Für jede Reaktion bedarf es eines auslösenden Reizes. Dieser wird als Signal im Gehirn erkannt und als Zeichen verstanden, zu handeln. Dabei können Signale überwiegend akustischer (Traineranweisung), optischer (Boxen, Taekwondo, Karate etc.) und auch kinästhetisch-taktiler Art sein (Ju Jutsu, Judo, Sumo, Ringen). In Abhängigkeit davon, auf welche Art und Weise ein Reiz auf welchen Sinnesrezeptor auftrifft, weitergeleitet und welche Reaktionsart angesprochen wird (Einfach- oder Wahlreaktion), kann die Reaktionszeit stark variieren. Untersuchungen von Loturco et al. (2015) zeigten, dass die Reaktionszeit bei verschiedenen Schlägen im Boxen unterschiedlich ist. So hat der Jab gegenüber dem Cross reaktionsbedingte Vorteile, weist aber eine geringere Schlaghärte auf. Der Boxer muss jeweils entscheiden, was für eine „Waffe" er benötigt. Ist eher Geschwindigkeit oder Trefferwirkung gefragt?

Die klassische, akustische Unterrichtseinheit, bei welcher der Trainer Kommandos gibt und der Athlet – auf diese reagierend – bestimmte Technikfolgen absolviert, steht oft einem fast ausschließlich auf optische und taktile Reize aufgebauten Kampfverhalten auf Turnieren gegenüber. Diese Methodik ist zu überdenken. Die Benutzung aller Sinne macht ein Training nicht nur erfolgversprechender für die Wettkampfumsetzung, sondern auch spannender für die Teilnehmer.

9.4 Antizipation

> Die Vorwegnahme von einzelnen Taten oder eines komplexen Gegnerverhaltens wird in der Sportwissenschaft als Antizipation bezeichnet.

In vielen Sportarten versuchen Athleten, aus einer Vielzahl von Informationen, wie der Körperhaltung des Gegners, dessen Bewegungen und Taktikabsichten zu erkennen bzw. vorauszuahnen. Sinneseindrücke, meist visueller Art, werden mit bestehenden Erfahrungen und vorhandenen Bewegungsprogrammen abgeglichen. Nach der Interpretation wird dann nach einem möglichst geeigneten motorischen Muster gesucht und dieses angewandt.

Die Antizipation ist die „Königsfähigkeit" der Reaktion: Das erfahrungsbasierte Erahnen einer möglichen Attacke ist schwer und dauert mitunter lange Jahre, um es zu perfektionieren. Viele Trainingswettkämpfe mit ständig wechselnden Partnern erhöhen das diesbezügliche Potenzial.

Wie wir bereits sahen, versteht man unter Antizipation im Sport das erfahrungsbasierte Vorwegahnen eines zukünftigen Bewegungsablaufs. Im Kampfsport ist damit eine gegnerische Attacke gemeint, welche sich aus dessen aktueller Körperhaltung extrapolieren lässt. Der Umgang mit zusätzlichen Stressoren wie Lichteffekten, lauter Musik und Zuschauern macht dann den Unterschied vom Hobbysportler zum Profi aus.

9.5 Koordinationsleiter

Ian Burbedge, der Coach des englischen Weltergewichtsboxers Lenny Daws (geb. 1978), schreibt in einem Interview über die Trainingserfolge durch Einführen der Koordinationsleiter:

> » Es ist erstaunlich, wie sehr sich Lenny hier verbessern konnte. Als er noch auf die herkömmliche Art trainierte (d. h. ‚orthodox' mit dem linken Bein vorne), war er perfekt bei allem, was sich auf der linken Seite abspielte. Aber wenn er auf die andere Seite wechseln musste, war er nicht so sicher.

Burbedge benutzte dazu eine Leitervariante mit nur vier Feldern, in welchen er alle Schnelligkeits- und Agilitätsübungen bilateral ausführen ließ (www.trainingsworld.com). Beim Training mit der Koordinationsleiter gibt es für den Übenden kaum Grenzen. Dieses Sportgerät verdient seinen Namen zu Recht.

> Unter einer Koordinationsleiter versteht man ein Trainingsgerät, das idealerweise aus einem rutschfesten, flachen Stoff besteht und vom Aufbau her einer liegenden Leiter mit Sprossen ähnelt, die mit verschiedenen Schritt- oder Sprungfolgen oder durch Lokomotion unter Zuhilfenahme der oberen Extremitäten zum Trainieren der Koordination durchlaufen wird.

Dabei ist es mehr als nur eine Idee, eine leichtathletische Laufschule zu optimieren. Meist wird zwischen Schrittfolgen und Sprüngen unterschieden. Doch es geht vielmehr um Präzisions- und Raumdruck, meist unter einer zeitlichen Vorgabe. Auch der Komplexitätsdruck lässt sich vielfach variieren. Der Kreativität von Trainer und Schüler sind dabei keine Grenzen gesetzt. Wichtig ist jedoch, dass am Ende einer Leistungsprogression der Übertrag in die eigentliche Zielsportart steht. Viele im Internet befindliche Ideen sind nett und kreativ, aber sie helfen nicht jedem, in jeder Sportart besser zu werden. Immer mehr Sportler und Sportvereine nutzen die Koordinationsleiter für ihr Training, dennoch sollte genau abgewogen werden, welche Trainingsmittel mit welchem Ziel wann eingesetzt werden müssen.

Sollten diese Übungen (Tab. 9.2) auf Holz- oder Laminatboden durchgeführt werden, ist darauf zu achten, dass es zu einem Wegrutschen der Streben kommen kann, da diese meist aus Plastik sind.

Tab. 9.2 Koordinationsübungen

Übung	Beschreibung/Aktion	Abbildung
1	Easy Run: Zur Eingewöhnung wird diese Übung durchgeführt. In jedes Feld wird abwechselnd ein Fuß gesetzt. Die Geschwindigkeit kann erhöht werden, und wahlweise können dabei die Knie zum Oberkörper gezogen und/oder geschlagen werden.	

Kapitel 9 · Koordinationstraining

◻ **Tab. 9.2** (Fortsetzung)

Übung	Beschreibung/Aktion	Abbildung
2	Run Out-In: Hierbei werden die Füße nacheinander aufgesetzt. Der linke Fuß tritt links neben das erste Fach, und der rechte Fuß folgt rechts neben das erste Fach. Im zweiten Fach setzen die Füße nacheinander auf. Das dritte Fach wird wieder ausgelassen, und die Füße werden nacheinander neben dem Fach aufgesetzt.	
3	Double Sidestep: Seitlich stehend zur Leiter wird erst der rechte Fuß in das erste Fach gesetzt und danach der linke Fuß.	
4	Forward-Back: Mit geschlossenen Füßen mehrere Felder überspringen und sofort zurück in das vorletzte Fach springen. Variation: Rückwärts oder seitliche Sprünge	
5	Spinnengang durch die Leiter	
6	Wie ein Gecko durch die Leiter schleichen. Bauchnabel zum Boden	

Übung	Beschreibung/Aktion	Abbildung
7	Liegestützwettrennen	
8	Einbeinige Hüpfer	

Kapitel 9 · Koordinationstraining

> ◘ Tab. 9.2 (Fortsetzung)

Übung	Beschreibung/Aktion	Abbildung
9	Seitliches Springen über (in) die Leiter mit Boxen	
10	Hampelmann-Variante: Anstatt die Arme über den Kopf zu nehmen, bei jedem Sprung schlagen	–

Literatur

Fritzsche J (2013) Koordinationstraining für Kampfsportler I. Eigenverlag, Usingen (www.experts-training.de)
Fritzsche J (2014) Koordinationstraining für Kampfsportler II. Eigenverlag, Usingen (www.experts-training.de)
Hirtz P (2003) Koordinationstraining. In: Schnabel G, Harre D, Krug J, Borde A. Trainingswissenschaft: Leistung – Training – Wettkampf, 3. Aufl. Berlin, Sportverlag, S 126–133
Loturco I, Franchini E, Cal Abad C, Kobal R, Gil S (2015) A Comparative Study of Specific Reaction Time in Elite Boxers: Differences between Jabs and Crosses. J Athl Enhancement 4: Issue 3
Steinhöfer D (2003) Grundlagen des Athletiktrainings. Phillipka Verlag, Münster

Internetadresse

www.experts-training.de (Zuletzt gesehen am 13.03.2018)
www.trainingsworld.com/sportarten/boxen-sti45512/boxtraining-1276887.html (Zuletzt gesehen am 05.10.2016)

Schnelligkeitstraining

Jürgen Fritzsche

10.1 Bewegungsschnelligkeit – 100

10.2 Handlungsschnelligkeit – 101

10.3 Schnelligkeitsausdauer – 102

Literatur – 102

© Springer-Verlag GmbH Deutschland, ein Teil von Springer Nature 2018
J. Fritzsche, C. Raschka, *Managerboxen*,
https://doi.org/10.1007/978-3-662-56052-5_10

Verschiedene Faktoren beeinflussen hohe Geschwindigkeitsleistungen. Hier sind anatomisch-genetische Voraussetzungen ebenso zu nennen wie die Technikbeherrschung oder der Einfluss des Gegners, der beim Kämpfen unmittelbar auf uns einwirkt. Ein gutes, individuelles Aufwärmen und eine optimale Dehnfähigkeit unterstützen ebenfalls hohe Schnelligkeitsleistungen. Je kälter es ist oder je älter jemand ist, desto mehr muss auf persönliche Vorbereitung Wert gelegt werden. Allgemeine Aufwärmprogramme umfassen die gesamte Skelettmuskulatur in ihrer Menge. Typische Höchstbelastungen werden eventuell nicht ausreichend vorbereitet. Individuelle Aufwärmrituale können das Problem meistern (◘ Tab. 10.1).

Das Optimieren der maximalen Schnelligkeit wird ganzjährig durchgeführt.

> **Submaximale Geschwindigkeiten dienen der Technikausbildung und maximale Geschwindigkeiten der Steigerung der hohen Endgeschwindigkeit.**

Im Unterricht darf es zu keinem Ermüden kommen, da dies den Leistungsfortschritt ausbremst.

> **Eine Steigerung der Schnelligkeit erfordert einen Ausbau der Schnellkraft, meist durch ein zusätzliches Kraft- oder Plyometrietraining.**

Trainingsmethodisch werden die Schnelligkeitsausdauer mit der Intervallmethode und die maximale Schnelligkeit sowie die Beschleunigungsfähigkeit mit der Wiederholungsmethode ausgeführt (Fritzsche 2010).

10.1 Bewegungsschnelligkeit

Die Bewegungsschnelligkeit ist weitgehend vom Muskelfasertyp abhängig und weist eine hohe primäre Determination auf. Je mehr schnelle weiße Fast-Twitch-Muskelfasern (kurz: FT-Muskelfasern) ein Mensch hat, umso größer ist das Potenzial, eine hohe Bewegungsgeschwindigkeit bilden zu können. Leistungsoptimierungen der Bewegungsschnelligkeit lassen sich durch ein Training der intra- und intermuskulären Koordination erreichen

◘ Tab. 10.1 Einflussfaktoren der Schnelligkeit. (Mod. nach Martin et al. 1993)

Reaktionsfähigkeit	Beschleunigungsfähigkeit	Bewegungsschnelligkeit
Rezeptorerregung	Beschleunigungsdynamik	Intermuskuläre Koordination
Reizleitungssystem	Beschleunigungsweg	Intramuskuläre Koordination
Muskelreizung	Schnellkraft	Muskelfasertyp
Muskelbefehl	Maximalkraft	
Befehlsgenerierung im ZNS	Neuromuskuläre Mechanismen	
Antizipationsfähigkeit		

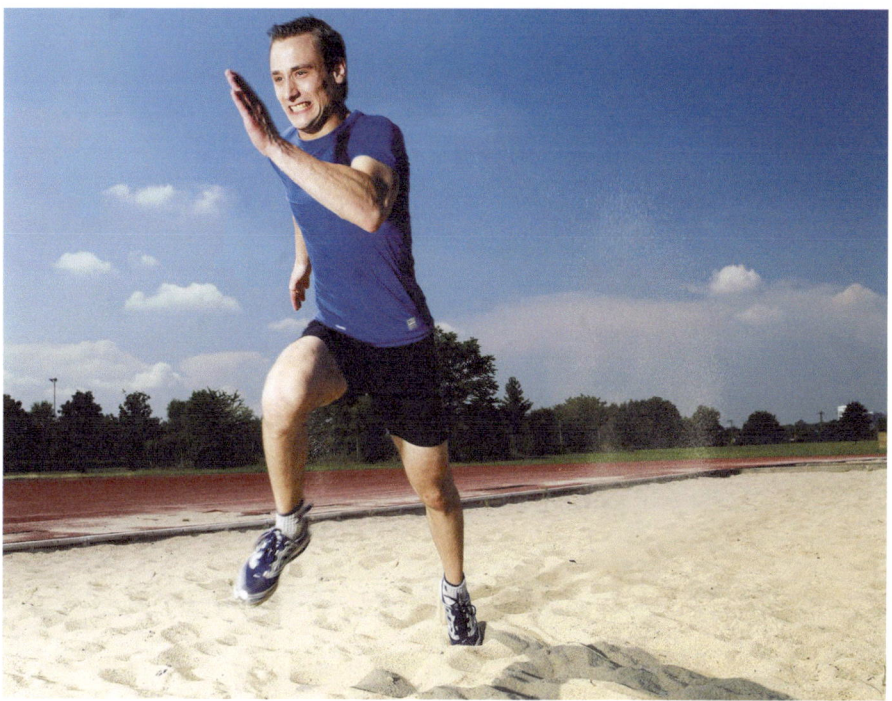

◘ Abb. 10.1 Bewegungsschnelligkeit

(Martin et al. 1993). Als überaus wichtig hat sich in diesem Zusammenhang ein Maximalkrafttraining erwiesen (◘ Abb. 10.1).

10.2 Handlungsschnelligkeit

> Die Handlungsschnelligkeit umfasst die sportartspezifische Fähigkeit eines Kämpfers, schnellstmöglich, situationsabhängig und wirkungsvoll auf der Grundlage seiner konditionellen, technischen, taktischen und psychischen Möglichkeiten zu agieren.

Dazu muss er unterschiedlichste Reize schnell aufnehmen, verarbeiten und rasch eine motorische Antwort auf ein Problem finden. Zur Verbesserung der Handlungsschnelligkeit müssen also Wahrnehmungsschulung, Techniklernen, konditionelle und motorische Komponenten von Bewegungen in den Übungseinheiten im Verbund angesprochen werden (◘ Abb. 10.2). Komplexe Schnelligkeitsaktivitäten werden in ein realistisches Kampfgeschehen eingebettet und sowohl unter Zeit-, Raum- oder Komplexitätsdruck ausgeführt. Dazu ist eine Schulung der Wahrnehmung aller für den Kampf wichtigen Sinne erforderlich (akustisch, taktil, optisch, kinästhetisch).

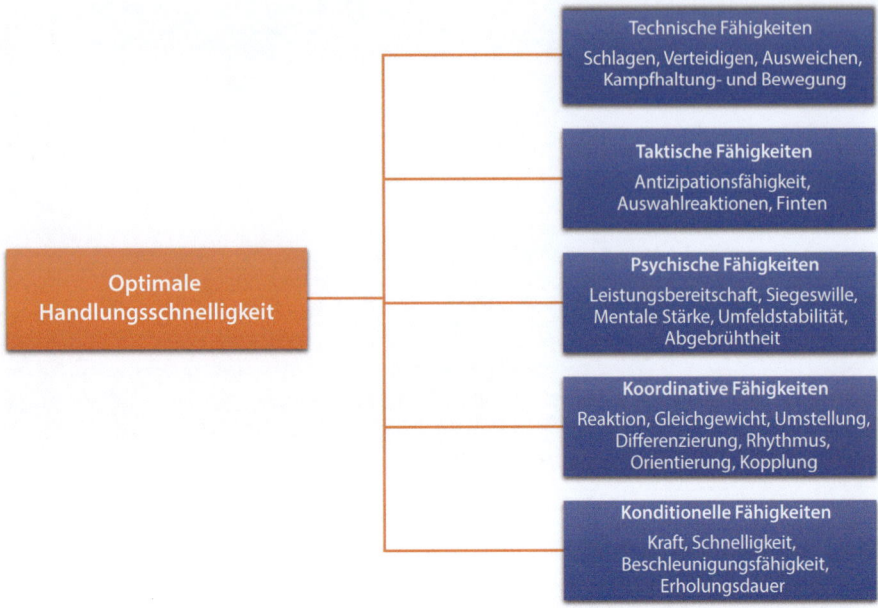

☐ Abb. 10.2 Beeinflussungsfaktoren der Handlungsschnelligkeit

10.3 Schnelligkeitsausdauer

> Schnelligkeitsausdauerleistungen sind vor allem dann gefragt, wenn temporeiche Aktionen wie Schlagkombinationen über einen längeren Zeitraum aufrechterhalten werden müssen.

Unter diesen Bedingungen laufen Schnelligkeitsleistungen nicht wie die Aktionsschnelligkeit ab (6–10 s), sondern werden überlang (bis 30 s) durchgeführt. Beim Schnelligkeitsausdauertraining wirkt sich eine Erhöhung der Ermüdungswiderstandsfähigkeit unmittelbar auf die Vergrößerung der Phosphatspeicher der Muskelzellen aus. So sind Leistungssteigerungen von bis zu 75 % möglich. Es muss unter Ermüdung eine maximale Leistung möglichst lange und konstant durchgeführt und somit der Ermüdung entgegengewirkt werden.

Literatur

Fritzsche J (2010) Schnelligkeitstraining für Kampfsportler. Eigenverlag, Usingen (www.experts-training.de)
Martin D, Carl K, Lehnertz K (1993) Handbuch Trainingslehre, 2. Aufl. Verlag Hofmann, Schorndorf

Krafttraining

Jürgen Fritzsche und Christoph Raschka

11.1 Stabilisationstraining für den Schultergürtel – 106

11.2 Stabi-Übungen für die dorsale (hintere) Muskulatur – 108

11.3 Stabi-Übungen für vertikale Bewegungen – 110

11.4 Übungen für die vordere Muskulatur – 111

11.5 Komplexe Bewegungsformen – 112

11.6 Beispielhaftes Training für die Schlaggeschwindigkeit – 112

11.7 Beispielhaftes Training für die Bewegungsgeschwindigkeit – 113

Literatur – 121

© Springer-Verlag GmbH Deutschland, ein Teil von Springer Nature 2018
J. Fritzsche, C. Raschka, *Managerboxen*,
https://doi.org/10.1007/978-3-662-56052-5_11

Krafttraining dient zur Verbesserung der Kraftfähigkeiten der Muskeln und deren Masseaufbau. Anwendung findet es in unzähligen Bereichen: vom gesundheitsorientierten Freizeittraining über den Rehasport und die medizinische Trainingstherapie bis hin zum Hochleistungssport. Als Ersatz für körperliche Arbeit, wie sie früher üblich war, dient es heute als integrativer Bestandteil eines salutogenetischen Ansatzes der Gesundheitsförderung.

Im Boxen trägt Krafttraining entscheidend zur Verbesserung der Schlaghärte und Schlaggeschwindigkeit bei und ist einer der Hauptpunkte, die als erfolgsentscheidend festgestellt wurden (Chaabe'ne et al. 2014). Der langjährige Schwergewicht-Weltmeister Vitali Klitschko beispielsweise schlug bei Untersuchungen so hart mit seiner Linken zu, als würde er im Vergleich dazu einen Tennisball mit 6 300 km/h auf den Kopf schießen (www.researchgate.net). Um wie die Olympiateilnehmer von Sydney mit 10,1 km/h oder Vitali Klitschko mit 34 km/h schnell zu boxen, bedarf es der physischen Vorbereitung, die nur über ein sportartunspezifisches zusätzliches Krafttraining erreicht werden kann. Der Profi schafft eine höhere Schlagkraft als der Novize.

> Ab einer Schlagkraft von 4 kg/kg Körpergewicht trennen sich die trainierten von den untrainierten Sportlern.

Diese Kraft pro Zeit (Power) auf das Ziel zu bringen, macht die Notwendigkeit eines Krafttrainings zur Optimierung der Kraft und Entwicklung der Schnelligkeit (Explosivkraft) deutlich. Nicht jeder Schlag kann seine maximale Wirkung am Ziel erzeugen. So ist der Jab mit etwa 50–60 % der Schlaghärte eines Cross an sich schon schwächer (Ellwanger u. Ellwanger 2014). Anfänger erreichen nur etwa die halbe Schlagleistung. Zusätzlich weicht der Gegner aus oder verteidigt sich permanent. Ein Krafttraining dient dazu, wiederholt die Kraft zu entwickeln, den Kontrahenten auszuknocken. Jedoch muss explizit angemerkt werden, dass neben der Schlagoptimierung die Verletzungsprävention der zweite Grund für die Durchführung eines Krafttrainings ist. Schläge ins Leere können wehtun und über Jahre zu chronischen Beschwerdebildern führen. Eine gut ausgebildete Muskulatur schützt vor einem solchen Verschleiß.

Nicht nur die Schlagkraft und Schlaggeschwindigkeit sind von Bedeutung, sondern auch die Kraftfähigkeit des Unterkörpers. So fanden Giovani und Nicolaidis (2012) einen Zusammenhang zwischen der Kraftfähigkeit des Unterkörpers und der Schlagkraft. Je höher die Beinkraft ausfiel und je verlustfreier sie durch die körpereigenen Muskelschlingen in die Schlaghand transportiert werden konnte, umso höher war die Schlagkraft. Hier wird vor allem das Stabilitätstraining als Leistungsoptimierungsansatz gesehen (z.B. Schlingentraining).

Im Krafttraining werden sportwissenschaftlich verschiedenste Methoden unterschieden, z.B. Kraftausdauer-, Hypertrophie- und Maximalkrafttraining (Synonym: Intramuskuläres Koordinationstraining = IK-Training). Aber auch eine Unterscheidung nach Bewegungstypen wie statisch vs. dynamisch und exzentrisch vs. konzentrisch lässt sich vornehmen. Zu guter Letzt wird nach Übungen mit und ohne Partner oder Hilfsmittel (Bänder, Hanteln, Kettlebells etc.) differenziert.

Zu den Grundübungen im Boxen gehören klassischerweise Liegestütze, Klimmzüge, Medizinballstoßen, Zirkeltraining, Lang- und Kurzhantel- oder Gerätetraining mit

Kapitel 11 · Krafttraining

Kettlebells sowie dem Sling-Trainer. Aber auch beim Partnertraining wird beim Blocken und Parieren der Körper gekräftigt.

Das Krafttraining hat im Boxsport eine große Bedeutung. Gerade im präventiven Bereich werden muskuläre Dysbalancen kompensiert und schützende Muskulatur gerade im Bereich der Rotatorenmanschette aufgebaut. Hier dient vor allem das Kraftausdauertraining mit seinen hohen Wiederholungszahlen und geringen Lasten und Pausenzeiten von weniger als 60 Sekunden für Leistungsfortschritte.

Im Bereich des Leistungs- und Hochleistungssports müssen jenseits der Ermüdungswiderstandsfähigkeit weitere Methoden zur Kraftentwicklung herangezogen werden. Das Maximalkrafttraining bietet sich hier an. Durch diese Methode werden Kraftzuwächse ohne störende Muskelmassenzunahmen generiert. Diese könnten sich als problematisch bezüglich der Einbehaltung der Gewichtsklassen erweisen. Im Breitensport und im Managerboxen erübrigt sich dieses Bedenken. Somit kann des Weiteren auch ein Muskelmassetraining (Hypertrophie) praktiziert werden.

Die Frage, die es zu klären gilt, lautet: Was will ich? Diese faszinierende Sportart beeindruckt nicht zuletzt durch schnelle Schlagabtausche, das Ausweichen in letzter Sekunde, ein flinkes Auspendeln und das blitzartige, überfallartige Attackieren aus scheinbar sicherer Distanz. Um diese Schnelligkeit zu generieren und in der Sportart besser zu werden, ist der Weg klar vorgegeben. Sie kann nicht alleine durch ein Boxtraining erreicht werden. Heute ist es in keiner Sportart mehr möglich, sich alleine durch sportartspezifisches Training an die Spitze zu bringen. Ein umfassendes, multisportives, individualisiertes Zusatztraining ist erforderlich.

> Widerstände, dass das Krafttraining unbeweglich und langsam mache, sind überholt und gehören nicht mehr zum Repertoire kompetenter Trainer.

Physische Adaptationsprozesse an ein solches Training dauern lange. So sind muskuläre Veränderungen schon nach wenigen Wochen greifbar. Sehnen und Bänder benötigen schon Monate, um auf Kraftreize mit einer Strukturoptimierung zu reagieren. Knöcherne Strukturen brauchen eine jahrelange Umbauarbeit, um mit wachsenden Belastungen umgehen zu können. Demnach ist ein langsames, die Intensität progressiv steigerndes Krafttraining empfehlenswert. Gerade die Trainingsformen, die am meisten Erfolg versprechen und Schnelligkeit entwickeln, sind die aggressivsten und bedürfen einer konsequenten Vorarbeit.

Ein Training könnte demnach mit einem Technik-Erwerb und geringen Lasten (Kraftausdauer) starten. Im Anschluss erfolgen mittels eines Hypertrophietrainings eine Massenzunahme der Muskulatur und dadurch ein Kraftzuwachs. Letztlich wird ein Maximalkrafttraining (IK-Training) durchgeführt, welches das neuromuskuläre System und die Schnelligkeit optimiert (Tab. 11.1).

Schauen wir uns ein beispielhaftes Trainingsprogramm für die Entwicklung der Schlag- und Bewegungsschnelligkeit an. Unter der Voraussetzung, dass ein begleitendes Stabilisationstraining (▶ Abschn. 11.1) eventuell vorhandene Schwachstellen minimiert hat und es zu besagten langfristigen neuromuskulären Adaptationsprozessen gekommen ist, erscheint Folgendes möglich.

Tab. 11.1 Methoden des Krafttrainings

	Kraftausdauer	Hypertrophie	Maximalkraft	Schnellkraft
% des RM	50	65–80	100	30
Wiederholungen	20	8–12	1–3	bis zur Ermüdung (6–10 s)
Satzzahl	3–5	2–3	6–10	6–10
Ausführung	Zügig	Zügig	Explosiv	Maximal schnell
Pausenlänge	30 s	2 min	5 min	5 min
Training/Woche	2- bis 3-mal	1- bis 2-mal	2- bis 3-mal	2- bis 3-mal
Mindestruhezeit zwischen zwei Trainingseinheiten	24 h	24–48 h	48–72 h	48–72 h

RM = Repetitionsmaximum (das maximale Gewicht, mit dem eine einzige Wiederholung gerade noch bewältigt werden kann)

11.1 Stabilisationstraining für den Schultergürtel

Verletzungen stellen für den Hochleistungssportler einen krassen Karriereeinschnitt dar, sie sind aber auch für jeden Hobbysportler oder Manager zu vermeiden. So sollte es nicht sein, dass der Ausgleichssport dazu beiträgt, die Arbeit verletzungsbedingt nicht durchführen zu können. Sowohl die Einzel- als auch die Teamleistung sind möglicherweise davon betroffen.

Ein Präventionstraining kann hier entscheidend dazu beitragen, Verunfallungen zu verhindern und Überlastungen sowie Kosten für den Arbeitgeber und Versicherungen zu vermeiden. Mit diesem Thema verantwortungsbewusst umzugehen bedeutet, sich dem Thema Prävention durch ein leistungsvorbereitendes Stabilisationstraining zu nähern. Eine aktive Verletzungsprophylaxe geschieht vor allem durch die gezielte Erhöhung der funktionellen Gelenkstabilität im Sinne der Verbesserung der neuromuskulären Kontrolle (Schlumberger u. Eder 2001). Ein Stabilisationstraining hat immer etwas mit dem Wechsel von stabilen zu labilen und instabilen Untergründen zu tun. Hier werden Propriozeptoren angesprochen, die im Muskel als Zug-, Druck- und Lagesinnesorgan ihre koordinativen Aufgaben verrichten. Nachdem Übungen ohne Zusatzlast auf einem stabilen Untergrund absolviert wurden, folgen Übungen mit labilen Verhältnissen und unter Verwendung von Zusatzlasten.

> Der Sinn eines Stabilisationstrainings liegt in der Aktivierung unterschiedlichster (Mechano-)Rezeptoren, die mithilfe bestimmter Hirnareale eine optimierte bewusste und unbewusste (reflexartige) Gelenkstabilisierung zur Folge und so einen positiven Einfluss auf den Verlauf kritischer sportlicher Konstellationen haben.

Ein potenzieller Unfallhergang könnte durch eine aktive Gelenkkontrolle häufig vermieden werden, wenn sie schnellstmöglich greift. Somit ist sie ein weiteres Indiz für ein zusätzliches sportartunspezifisches Krafttraining. Schlumberger und Eder (2001) schreiben, dass bereits ein tägliches zehnminütiges Training als Aufwärmprogramm, in das Training integriert, als erfolgversprechend angesehen wird. Somit verlängert sich nicht die Trainingsdauer, und es werden wichtige präventive Trainingseffekte erzielt.

Die überwiegend beim Boxen im Fokus stehenden anatomischen Strukturen betreffen den Bereich des Schultergürtels. Er wird knöchern durch das Schlüsselbein (Clavicula) und das Schulterblatt (Scapula) gebildet. Diese sind über das Akromioklavikulargelenk miteinander verbunden. Das Schultergelenk ist das beweglichste und anfälligste Gelenk, das wir besitzen. Die fehlende knöcherne Führung, wie beispielsweise in der Hüfte, macht dies möglich. Eine gut ausgebildete Muskulatur ist somit der sicherste Schutz vor einer Distorsion. Als Schultergürtelmuskulatur werden Muskeln bezeichnet, die ihre Befestigung am Kopf oder Rumpf haben (Ursprung) und an der Clavicula bzw. an der Scapula ansetzen. Eine Unterteilung nach vorderer (ventraler) Muskulatur (z.B. M. pectoralis) und hinterer (dorsaler) Muskulatur (z.B. M. rhomboideus) ist möglich. In der Praxis werden zudem häufig Übungen nach oben (z.B. Nackendrücken) und nach lateral zur Rumpfseite beschrieben, die auf Kombinationsbewegungen mehrerer Muskeln und Muskelschlingen (z.B. Levator-Trapezius-Schlinge; vertikal) zurückzuführen sind.

Tasiopoulos et al. (2015) konnten zeigen, dass die Schultermuskulatur bei erfolgreichen Sportlern besser ausgebildet ist und sie somit auch höhere Spitzendrehmomente auf die beteiligte Muskulatur kompensieren und abrufen können.

In der Übung wird (◘ Abb. 11.1) eine fixierte Schultermuskulatur dargestellt, die dem Drang des Balles wegzurutschen entgegenwirken muss. Ein weitaus höheres Level wird erreicht, wenn eine aktive Bewegung eingeleitet wird. In der Abbildung mit dem Ball an der Wand finden sich verschiedenste Freiheitsgrade, in die der Arm aktiv bewegt werden kann. Je nachdem, ob der Druck horizontal, schräg oder vertikal auf den Ball ausgeübt wird, erhöht sich der Schwierigkeitsgrad der Übung (◘ Abb. 11.2).

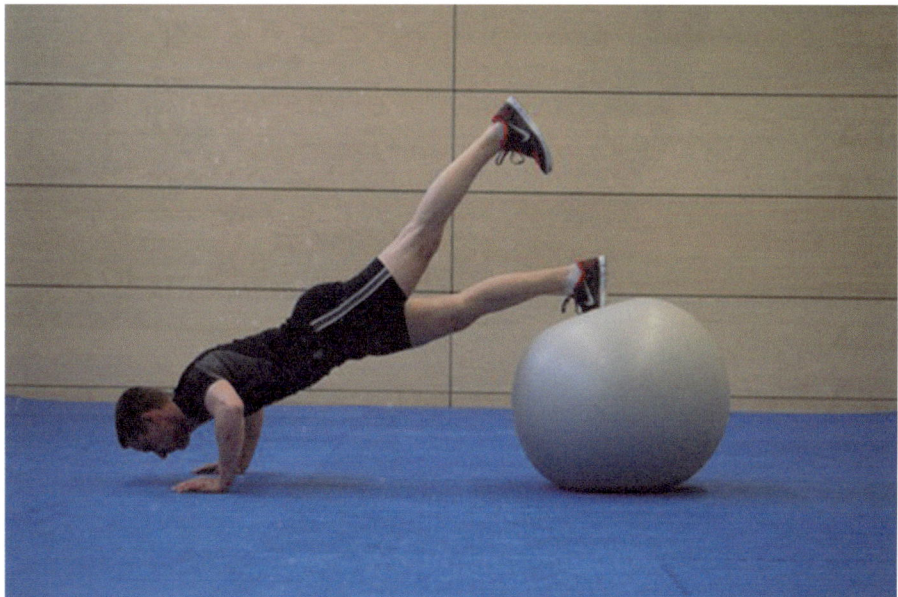

◘ Abb. 11.1   Übung mit statischer Haltearbeit auf labilem Untergrund

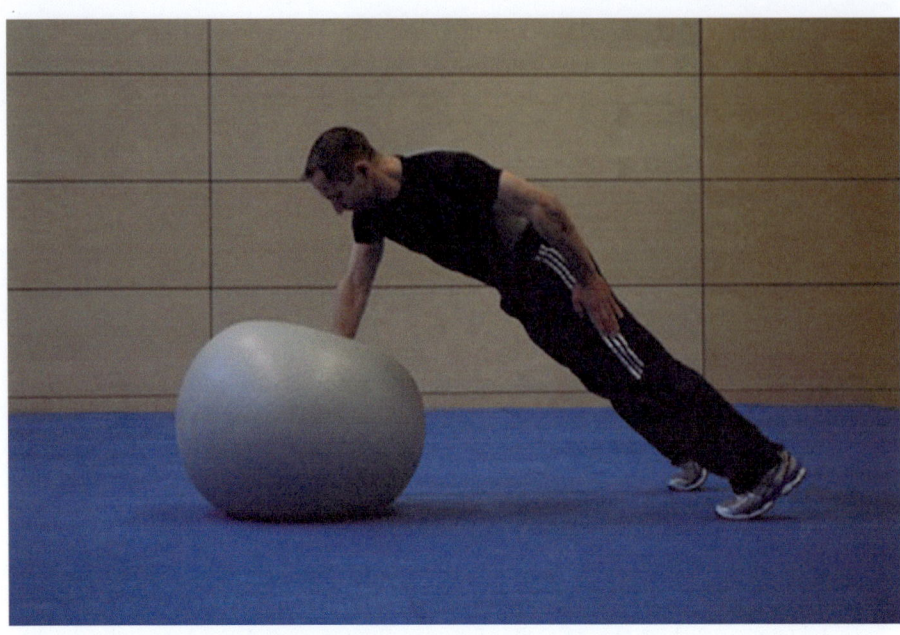

Abb. 11.2 Übung mit dynamischer Haltearbeit auf labilem Untergrund

11.2 Stabi-Übungen für die dorsale (hintere) Muskulatur

Tab. 11.2 listet Kraftübungen für die dorsale Muskulatur auf und illustriert die einzelnen Übungen.

Tab. 11.2 Kraftübungen für die dorsale Muskulatur

1	Breites Rudern mit einem Gummiband. Vor oder hinter dem Rücken	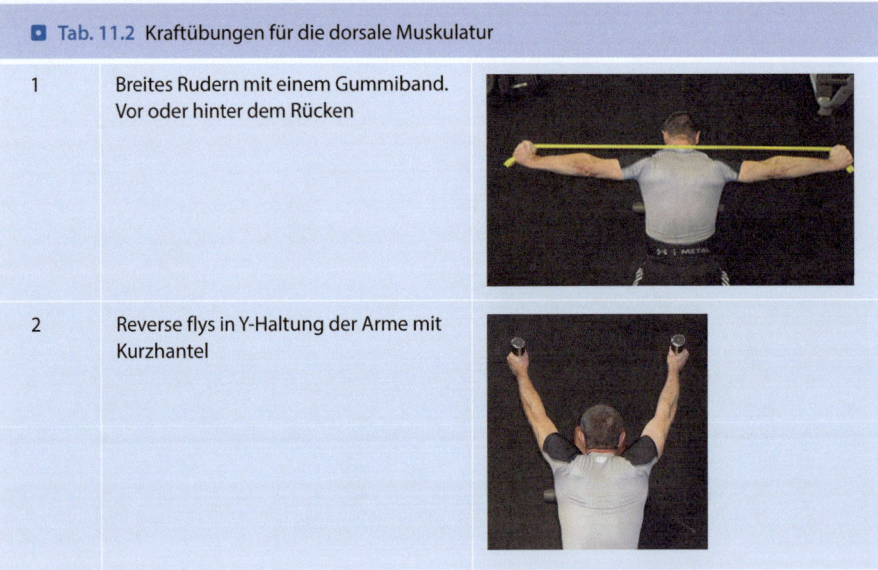
2	Reverse flys in Y-Haltung der Arme mit Kurzhantel	

Tab. 11.2 (Fortsetzung)

3	Reverse flys in T-Haltung der Arme mit Kurzhantel	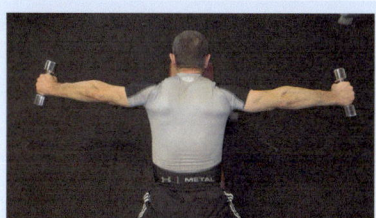
4	Reverse flys in W-Haltung der Arme mit Kurzhantel	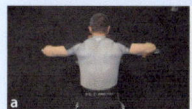 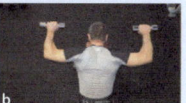
5	Reverse flys in Y-Haltung der Arme mit instabilem Untergrund (z. B. Gymnastikball)	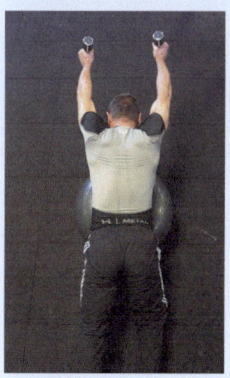
6	Rudern aus der hängenden Position mit instabilem Untergrund	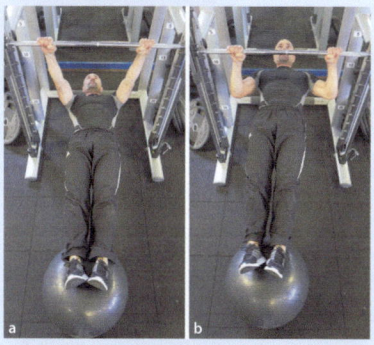
7	Nackenheben mit Gewicht	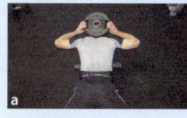 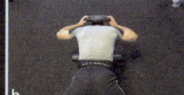

11.3 Stabi-Übungen für vertikale Bewegungen

In ◘ Tab. 11.3 sind Stabi-Übungen für vertikale Bewegungen aufgelistet.

◘ Tab. 11.3 Stabi-Übungen – vertikale Bewegungsrichtung

Übung	Beschreibung/Aktion	Abbildung
1	Kniebeuge mit Langhantel überkopf	
2	Inline-Ausfallschrittposition. Gegebenenfalls das Knie vom Boden anheben und einarmiges Nackendrücken	
3	Seitliches Schulterheben mit Kabelzug oder, falls nicht vorhanden, mit einem Gummiband oder einer Kurzhantel	
4	Einarmiges Nackendrücken, auf einem Gymnastikball sitzend, mit einem Bein in der Luft	

Tab. 11.3 (Fortsetzung)

Übung	Beschreibung/Aktion	Abbildung
5	Kniebeuge auf einem Therapiekreisel mit Langhantelstange in gestreckter Armposition. Je nach Intensitätsgrad auch mit ungleicher Lastverteilung auf der Stange	

11.4 Übungen für die vordere Muskulatur

Übungen, die sich auf die vordere Muskulatur auswirken, sind in Tab. 11.4 aufgeführt.

Tab. 11.4 Stabi-Übungen ventrale Muskulatur

Übung	Beschreibung/Aktion	Abbildung
1	Inline-Stellung im Ausfallschritt. Dazu im Kabelzug Schlagbewegungen imitieren.	
2	Einarmiges Bankdrücken. Hierbei wird ein luftgefülltes Gummikissen auf eine (Hantel-)Bank gelegt – alternativ kann die Übung auf einem Gymnastikball ausgeführt werden. Für Profis ist eine zweite instabile Fläche an den Beinen eine besondere Herausforderung.	
3	Bankdrücken auf dem Gymnastikball mit beiden Beinen oder einem Bein an der Wand positioniert.	

11.5 Komplexe Bewegungsformen

◘ Tab. 11.5 listet Übungen für komplexe Bewegungsformen auf.

11.6 Beispielhaftes Training für die Schlaggeschwindigkeit

Schauen wir uns die Entwicklung der Schlaggeschwindigkeit an (und nicht die Verbesserung der Gesamtfitness eines Sportlers), so ist die Methode der Wahl, dies zu erreichen, schnell klar. Wie schon beschrieben, wird am Ende der neuromuskulären Adaptationsprozesse ein Methodenwechsel vom Hypertrophie- zum Maximalkrafttraining (IK-Training) absolviert. Ein solches Training optimiert die davon abhängige Schnellkraftleistung. Das Problem besteht darin, dass Reizsetzungen durch andere Trainingseinheiten zum Aufbau der Fitness oder auch das anaerob ermüdende Boxtraining mit dieser Leistungsverbesserung konkurrieren (http://publikationen.ub.uni-frankfurt.de).

> Die Belastungsnormativa eines Maximalkrafttrainings bedingen, dass die Bewegungsausführung langsam ist.

◘ Tab. 11.5 Übungen – komplexe Bewegungsformen im Stabi-Training

Übung	Beschreibung/Aktion	Abbildung
1	Im Unterarmstütz seitlich Arm und Bein abheben und Knie sowie Ellenbogen zusammenführen.	
2	Standwaage mit Kabelzug. Dynamische Bewegung in den Einbeinstand. Zur Niveau-Erhöhung die Übung auf einem Wackelbrett ausführen.	
3	Liegestütz am Boden mit Fußspitzen auf einem Ball. Durch die Kontraktion der Bauchmuskulatur wird der Po gehoben und der Ball unter den Körper gerollt. Evtl. plus Liegestütz	
4	Auf dem Gymnastikball werden im Vierfüßlerstand diagonal wechselseitig ein Arm und Bein abgehoben und zur Streckung gebracht.	

Das führt häufig zu Verwirrungen bei Athleten und dem Ausspruch „Krafttraining macht langsam". Das Krafttraining ist langsam und macht schnell, sollte es heißen, und zwar durch eine maximierte Rekrutierung der motorischen Einheiten bei der maximal-schnellen Faserkontraktion.

Mittels der Komplexmethode kann dem „ersten Eindruck" entgegengewirkt werden. Im Anschluss an einen Satz mittels Maximalkrafttrainings (je nach Literatur 3–7 Min. Pause) wird ein weiterer Satz nach der Schnellkraftmethode absolviert. Beispielsweise folgen einem schweren Bankdrücken dann Würfe mit einem Medizinball oder plyometrische Übungen (◘ Tab. 11.6). Durch diese Methodenkombination und Übungsauswahl wird die sogenannte Postaktivierungspotenzierung (PAP) ausgelöst und eine Maximierung der sportlichen Leistung möglich.

> Bei der Komplexmethode wird über die Postaktivierungspotenzierung eine Leistungsoptimierung möglich. Hierzu wird an ein Maximalkrafttraining (z.B. schweres Bankdrücken) ein Satz nach der Schnellkraftmethode angeschlossen (z.B. Medizinballwürfe).

Sowohl die Kraft- als auch die Schnelligkeitswerte werden optimiert (Lesinski et al. 2013).

11.7 Beispielhaftes Training für die Bewegungsgeschwindigkeit

Das Schnelligkeitstraining der unteren Extremitäten steht und fällt mit plyometrischen Übungen. Dies sind Trainingsformen, die den sogenannten Dehnungs-Verkürzungs-Zyklus (DVZ) berücksichtigen.

> Der Dehnungs-Verkürzungs-Zyklus beschreibt den Wechsel zwischen einer Kraft nachgebenden (exzentrischen) und einer Kraft überwindenden (konzentrischen) Arbeitsweise des Muskels.

Idealerweise werden dazu Drop Jumps verwendet, also Sprünge aus einer geringen Fallhöhe (30 cm). Im Folgenden werden sowohl plyometrische Übungen als auch Übungskombinationen (Komplexmethode) für die unteren Extremitäten vorgestellt (◘ Tab. 11.7 und ◘ Tab. 11.8).

Tab. 11.6 Übungen – Komplexmethode obere Extremitäten

Übung	Beschreibung	Maximalkraft	Schnellkräftige Übungen
1	Erst breites Bankdrücken und dann, nach 2 Min. Pause, einarmiges Medizinballwerfen		
2	Erst enges Bankdrücken und dann, nach 2 Min. Pause, ein- oder beidarmiges Medizinballstoßen		

Kapitel 11 · Krafttraining

Tab. 11.6 (Fortsetzung)

Übung	Beschreibung	Maximalkraft	Schnellkräftige Übungen
3	Erst Schrägbankdrücken und dann, nach 2 Min. Pause, Medizinballwerfen aus dem Crunch		
4	Kurz- oder Langhantel Nackendrücken (evtl. mit Ungleichgewicht) und dann, nach 2 Min. Pause, über Kopf Medizinballwerfen nach vorne und/oder hinten		
5	Latziehen und dann, nach 2 Min. Pause, ein Medizinball-Smashen auf den Boden		

Tab. 11.6 (Fortsetzung)

Übung	Beschreibung	Maximalkraft	Schnellkräftige Übungen
6	Horizontale Körperrotationen am Kabelzug und dann, nach 2 Min. Pause, horizontales Medizinballwerfen an eine Wand		

Kapitel 11 · Krafttraining

Tab. 11.7 Komplexmethode untere Extremitäten

Übung	Beschreibung	Maximalkraft	Schnellkräftige Übungen
1	Maximale Last bei der Beinpresse. Fortgeschrittene absolvieren diese Aufgabe einbeinig. Danach erfolgen (mit demselben Bein) einbeinige Hocksprünge.		
2	Nach einer Tiefkniebeuge erfolgen 1–2 Streck- oder Hocksprünge.		

Tab. 11.7 (Fortsetzung)

Übung	Beschreibung	Maximalkraft	Schnellkräftige Übungen
3	Nach dem Stoßen in den Ausfallschritt erfolgt ein Sprintstart über 5–10 m. Je nach Belastungsidee kann der Sprint auch bergauf oder bergab ausgeführt werden.		
4	Nach dem Reißen erfolgt ein Pendellauf (seitliches Sprinten). Evtl. in einer Koordinationsleiter oder Zickzack-förmig		

Kapitel 11 · Krafttraining

◘ Tab. 11.7 (Fortsetzung)

Übung	Beschreibung	Maximalkraft	Schnellkräftige Übungen
5	Nach dem Kreuzheben erfolgen 6–10 maximale Standweitsprünge.		

Tab. 11.8 Reaktivkraft – untere Extremitäten

Übung	Beschreibung
1	Drop Jump von einer 20–40 cm hohen, stabilen Bank oder Kiste. Die Waden sind vorkontrahiert und die Fersen schlagen nicht auf dem Boden auf.
2	Drop Jump von einer 20–40 hohen, stabilen Bank oder Kiste mit anschließendem Hocksprung
3	Seitliche reaktive Sprünge maximaler Reichweite

Tab. 11.8 (Fortsetzung)

Übung	Beschreibung	Abbildung
4	Ein- oder beidbeinige Treppensprünge in unterschiedlichster Ausführung	

Literatur

Chaabe`ne H, Tabben M, Mkaouer B, Franchini E, Negra Y, Hammami M, Amara S, Chaabe`ne R, Hachana Y (2014) Amateur Boxing: Physical and Physiological Attributes. Sports Med. https://doi.org/10.1007/s40279-014-0274-7

Ellwanger S, Ellwanger U (2014) Boxen Basics. Paul Pietsch Verlag, Stuttgart

Giovani N, Nicolaidis P (2012) Differences in force-velocity characteristics of upper and lower limbs of non-competitive male boxers. Int J Exerc Sci 5(2): 106–113

Lesinski M, Muehlbauer T, Büsch D, Granacher U (2013) Akute Effekte der Postaktivierungspotenzierung auf Kraft- und Schnelligkeitsleistungen bei Sportlern. Sportverletz Sportschaden 27: 147–155

Schlumberger A, Eder K (2001) Verletzungsprophylaxe durch Stabilisationstraining. Leistungssport 5: 26–31

Tasiopoulos I, Tripolitsioti A, Dimitrios S, Pantelis N (2015) The greater the number of wins the greater the peak torque levels of shoulder internal rotators power of dominant hand in amateur boxing athletes. Biology of Exercise 11.1: 65–67

Internetangaben

http://publikationen.ub.uni-frankfurt.de/frontdoor/index/index/year/2013/docId/6903 (Zuletzt gesehen am 13.04.2016)

https://www.researchgate.net/publication/259223844 (Zuletzt gesehen am 19.10.2016)

Allgemeines Zusatztraining

Jürgen Fritzsche und Christoph Raschka

12.1 Schlingentraining – 124

12.2 Miniband – 124

12.3 Medizinballarbeit – 124

12.4 Kettlebell – 132

Literatur – 134

© Springer-Verlag GmbH Deutschland, ein Teil von Springer Nature 2018
J. Fritzsche, C. Raschka, *Managerboxen*,
https://doi.org/10.1007/978-3-662-56052-5_12

12.1 Schlingentraining

> Beim Sling-Trainer handelt es sich um ein nichtelastisches Gurtsystem, mit dem im Liegen und Stehen trainiert werden kann. Hierbei wird das eigene Körpergewicht als Trainingswiderstand genutzt. Mittlerweile gibt es mehrere Hersteller dieser Trainingsgeräte mit unterschiedlichsten Preisen, Qualität und Handhabung.

Für das Training gibt es verschiedene Möglichkeiten der Aufhängung. Dies kann ein Schwerlast-Dübel mit Haken in der Decke sein. Alternativ kommt auch die Befestigung an einer Sprossenwand oder das Einklemmen in der geschlossenen Tür in Frage. Bei der Tür sollte darauf geachtet werden, dass die Tür sich nicht zum Trainierenden öffnen lässt. Die Schlaufen lassen sich verstellen, und dadurch werden unterschiedliche Schwierigkeitsgrade generiert. Sowohl die Schlaufen als auch der Boden sollten rutschfest sein. Mittels Veränderung der Höheneinstellung und des Winkels bei den jeweiligen Übungen kann der Schwierigkeitsgrad an das Trainingsniveau adaptiert werden. Die sich ergebende Variationsvielfalt ermöglicht ein effektives Ganzkörpertraining, das durch das instabile Gurtsystem den Körper einem propriozeptiven Reiz aussetzt (◘ Tab. 12.1). Dieses Trainingsmittel wird sowohl in der Physiotherapie als auch im Fitness- und Hochleistungssport wirkungsvoll eingesetzt.

12.2 Miniband

Die Minibänder sind kleine, stabile, geschlossene „Endlos"-Gummibänder. Diese Trainingsmittel lassen sich ideal in ein Aufwärm- oder Präventionstraining für den Ober- oder Unterkörper einbauen. Die Bänder sind in unterschiedlichen Stärken erhältlich, leicht zu transportieren und vielseitig einsetzbar. Je nach Trainingszustand kann der Trainer die Intensität nach der Farbe des Bandes wählen (leicht = gelb, mittel = grün, stark = blau, extra stark = schwarz). Vor allem im boxerischen Präventionsprogramm finden sie ihren Einsatz. Die damit produzierten Kraftzuwächse wirken sich stabilisierend auf die Rotatorenmanschette aus und helfen der Achsenstabilität der unteren Extremitäten (◘ Tab. 12.2).

12.3 Medizinballarbeit

Medizinbälle gibt es in unterschiedlicher Größe, Gewicht und Beschaffenheit. Ideal sind Bälle auf Gummibasis, die – gegen eine Fläche geschleudert – wieder zurückkommen. So lassen sich schnellkräftige Übungsformen ideal in das Training einbauen (◘ Tab. 12.3). Schnellkräftig bedeutet hier die Fähigkeit des neuromuskulären Systems, in der zur Verfügung stehenden Zeit einen möglichst großen Impuls zu erzeugen (Grosser et al. 2012).

Kapitel 12 · Allgemeines Zusatztraining

Tab. 12.1 Übungen mit dem Sling-Trainer

Übung	Beschreibung/Aktion	Abbildung
1	Liegestütz als Trizeps- und Rumpfstabilisationstraining	
2	Liegestütz. Hierzu sollten die Griffe des Sling-Trainers ca. 20–30 cm über dem Boden sein, die Fußspitzen sind in die Schlaufen zu legen, sodass waagerechte Liegestütze möglich sind. Dann soll man durch eine Hüftbeugung die gestreckten Beine so nah wie möglich an den Oberkörper bringen.	
3	(Unterarm-)Liegestütz mit Beinen auf einem Ball	
4	Rudern in der Schräglage, hierzu mit den gestreckten Beinen und geschlossenen Füßen an der Wand abstützen, Brustbein wird bewusst nach vorn herausgestreckt, die Schulterblätter nach hinten, unten gezogen (Variationen durch Höhen- und Tiefenverstellung des Bandes können den Schwierigkeitsgrad erhöhen).	
5	Ventrale Muskulatur. Rumpfstabilisation. Becken heben und senken.	

Tab. 12.1 (Fortsetzung)

Übung	Beschreibung/Aktion	Abbildung
6	Ventrale Muskulatur. Rumpfstabilisation. Becken ist permanent gehoben und die Beine werden wechselseitig gebeugt und gestreckt.	
7	Seitliche Rumpfmuskulatur. Nur halten. Als Variante das Becken heben und senken oder den Arm von oben aus der geöffneten Position nach unten unter den Körper führen.	
8	Ausfallschritt und aus der einbeinigen Kniebeuge aufstehen und wieder absenken.	

Tab. 12.2 Beispiele für Übungen mit dem Miniband

Übung	Beschreibung/Aktion	Abbildung
1	Boxerische Beinarbeit	

Kapitel 12 · Allgemeines Zusatztraining

Tab. 12.2 (Fortsetzung)

Übung	Beschreibung/Aktion	Abbildung
2	Wechselsprünge frontal oder seitlich	
3	Liegestütz und das Band um die Füße wickeln. Abwechselnd ein Bein unter Spannung des Minibandes zum Oberkörper ziehen.	
4	Im Liegestütz die Beine maximal weit auseinander führen, bei gestreckten Kniegelenken. Das Band wird in Höhe der Sprunggelenke fixiert.	
5	Beide Handgelenke befinden sich im Miniband und der Körper in Liegestütz-Position. Dabei sollte das Band etwas unter Spannung stehen. Nun werden abwechselnd die Hände V-förmig nach vorn und zurück gestellt, wobei das Band abwechselnd in eine mindere und stärkere Spannung kommt.	
6	Rudern, „revers boxen"	

Tab. 12.2 (Fortsetzung)

Übung	Beschreibung/Aktion	Abbildung
7	Der Körper befindet sich im seitlichen Unterarmstütz, wobei das Miniband um den stützenden Unterarm liegt. Mit der anderen Hand wird das Ende des Bandes gegriffen. Die Beine sind ausgestreckt, wobei der Körper eine Linie bildet. Der Oberkörper wird in Richtung Boden rotiert, sodass die Schultern in etwa eine Linie bilden. Nun wird der Oberkörper unter Spannung des Bandes durch die andere Hand so weit wie möglich in die andere Richtung gedreht.	
8	Im Seitstütz die Beine abduzieren, also abspreizen.	

Tab. 12.3 Übungen mit dem Medizinball

Übung	Beschreibung/Aktion	Abbildung
1	Den Ball über Kopf gegen eine Wand rebounden.	

Kapitel 12 · Allgemeines Zusatztraining

◘ Tab. 12.3 (Fortsetzung)

Übung	Beschreibung/Aktion	Abbildung
2	Maximale Weite erreichen durch einen Brustpass.	
3	Horizontal ausgestreckte Arme werden durch eine Hüftrotation mit beschleunigt und katapultieren den Ball an die Wand.	
4	Einarmige Medizinballwürfe in Schrittstellung	

◼ Tab. 12.3 (Fortsetzung)

Übung	Beschreibung/Aktion	Abbildung
5	Den Ball maximal schnell auf den Boden werfen und gleichzeitig in die Kniebeuge (Squat) gehen.	
6	Den Ball aus dem Kniestand nach vorne abwerfen und sich dann im Liegestütz abfangen. Vorsicht! Je nach Fallhöhe treten starke Belastungen auf die Handgelenke auf.	
7	Der Medizinball wird am Ende eines Bauchaufzugs (Crunch) maximal weit weggeworfen. Auf die synchrone Ausführung des Wurfs am (nicht nach dem) Ende des Crunchs ist zu achten.	–
8	Den Ball maximal rückwärts hoch- und wegwerfen.	

Kapitel 12 · Allgemeines Zusatztraining

☐ Tab. 12.3 (Fortsetzung)

Übung	Beschreibung/Aktion	Abbildung
9	Auf den Ball in den engen Liegestütz springen und zurück zum Boden.	
10	Den Ball im Liegestütz mit einer Hand belasten, mit dieser den Ball zur anderen Seite rollen und die zweite Hand auf diesen positionieren.	
11	Ganzkörper-Stabilisationsübung. Den Medizinball von einer Seite zur anderen bewegen. Endposition: mit der Schulter auf dem Gymnastikball	
12	Im Einbeinstand aus der Standwaage die ventrale Rumpfmuskulatur kontrahieren und Knie sowie Ball zusammenbringen.	
13	Bauchmuskelübung. Den Medizinball bei gestreckten Beinen in der Luft maximal lange halten. Alternativ dazu Beine strecken und beugen.	

12.4 Kettlebell

„Kettlebell" heißt, übersetzt aus dem Englischen, einfach „Eisenkugel mit einem Griff". Dieses spezielle Trainingsgerät lässt eine Vielzahl an Übungen zu, die wir im Stabilisations- und Krafttraining nutzen können. Hierbei werden Muskeln nicht einzeln und isoliert trainiert, sondern über mehrere Gelenke ganze Muskelgruppen (Tab. 12.4). Das macht das Training so effektiv für das Boxen. Die Schläge des Boxers starten bei all ihrer Komplexität immer mit der Kraftübertragung aus dem stabilen Stand über die verschiedenen Muskelschlingen und landen letztlich in der Faust.

Tab. 12.4 Kettlebell-Übungen

Übung	Beschreibung/Aktion	Abbildung
1	Kniebeuge	
2	Kniebeuge mit Swing	
3	Schulterdrücken	

Kapitel 12 · Allgemeines Zusatztraining

Tab. 12.4 (Fortsetzung)

Übung	Beschreibung/Aktion	Abbildung
4	Standwaage	
5	Liegestütz rudern	
6	Ganzkörperstabilisation „Turkish get up"	
7	Kettlebell snatch einarmig	

> Grundsätzlich wird beim Kettlebell unterschieden zwischen ballistischen Übungen (z.B. Schwünge), spannungsbetonten Ganzkörperkraftübungen (z.B. Kniebeugen, Überkopfdrücken) und „Juggling" (Jonglieren), bei dem die Kugel die Hand während der Übung verlässt und dann wieder aufgefangen wird.

Literatur

Grosser M, Starischka S, Hoffmann E (2012) Das neue Konditionstraining. BLV, Bremen

Ausrüstung

Jürgen Fritzsche und Christoph Raschka

13.1 Boxhandschuhe – 136

13.2 Mundschutz – 141

13.3 Tiefschutz, Brustschutz – 141

13.4 Bandagen – 143

13.5 Gerätearbeit an Sandsack, Boxbirne & Co. – 144

Literatur – 144

© Springer-Verlag GmbH Deutschland, ein Teil von Springer Nature 2018
J. Fritzsche, C. Raschka, *Managerboxen*,
https://doi.org/10.1007/978-3-662-56052-5_13

Die lange Geschichte des Boxens beginnt bereits 688 v. Chr. Damals wurde es als olympische Disziplin populär. Das Regelwerk hat sich jedoch im Laufe der Jahrhunderte stark gewandelt. Während in antiken Zeiten im Vollkontakt und ohne Schutzausrüstung gekämpft wurde, fand gegen Ende des 19. Jahrhunderts eine Systematisierung hin zu den sogenannten Queensberry-Regeln statt. Zur Prävention von massiven Verletzungen wurden beispielsweise das Tragen von Boxhandschuhen, eine dreiminütige Rundenzeit mit einminütiger Pause sowie das Anzählen bis 10 nach einem Niederschlag eingeführt.

Seit 1946 finden sich erweiterte Schutzbestimmungen für die Amateurboxer. Dazu zählen vor allem das Tragen eines Kopfschutzes und stärker gepolsterte Handschuhe: 10-Unzen-Handschuhe (im Profiboxen: 8 Unzen). Diese sollen den „Impact" verringern und vor Schäden bewahren. Dazu tragen auch die verkürzten Rundenzeiten und -zahlen (Männer: 4×2 min, Frauen 3×2 min) bei. Hinzu kommt ein Kampfabbruch nach der „outclassed rule". Dabei wird ein extrem unterlegener Gegner aus dem Kampf genommen (bei einem zu großen Punkte-Unterschieden [> 20]). Auch besteht erstmals die Möglichkeit für den Sportler, den Kampf selbst aufzugeben. Im Gegensatz zu den Profis – hier greift nur der Schiedsrichter ein – kann im Amateurbereich auch der Ringarzt intervenieren und den Kampf vorzeitig beenden.

> Bei Profiboxkämpfen fallen die meisten Schutzmaßnahmen der Amateure weg. Es werden zwar Zahn- und Tiefschutz getragen, jedoch wird auf einen Kopfschutz verzichtet – angeblich für das Publikum (Förstl et al. 2010).

Bei den Olympischen Spielen 2016 in Rio wurde auch auf Amateurseite auf die Kopfschützer verzichtet.

Üblich im Training sind 16-Unzen-Handschuhe. Sie verhindern, dass die starken Schläge die Hände verletzen. Leichtgewichte und Frauen benutzen zeitweise auch 14-Unzen-Handschuhe. Die Hände sind bandagiert, bevor sie in die Handschuhe gesteckt werden. Dies schützt ebenfalls die Knöchel und Handgelenke. Als weiteres Equipment werden ein Leisten-/Tiefschutz getragen sowie ein Zahnschutz und Kopfschutz im Training.

13.1 Boxhandschuhe

Das wichtigste Boxequipment sind die Handschuhe (◘ Abb. 13.1). Hierbei tragen Größe, Gewicht, Beschaffenheit und Tragekomfort im Training und im Wettkampf entscheidend zum Erfolg eines Sportlers bei.

Die Größe wird mithilfe des Handumfangs der Hauptschlaghand bestimmt. Hierzu werden die Zentimeter des Umfangs unterhalb der Fingerknöchel, ohne Daumenbeteiligung, ermittelt. Die Umfänge bewegen sich, je nach Geschlecht, im Bereich von 17,5 cm bis 24 cm und werden von S bis XL angegeben:

- S: 15,4–17,8 cm,
- M: 17,8–20,3 cm,
- L: 20,3–22,9 cm,
- XL: 22,9–25,4 cm.

Das Gewicht der Handschuhe hängt mit der Menge an schützender Polsterung zusammen. Je mehr Polsterung, desto schwerer ist das Sportgerät.

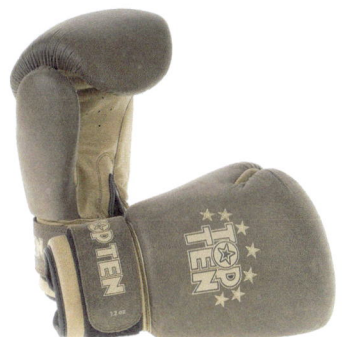

◘ Abb. 13.1   Boxhandschuhe

> Das Gewicht der Handschuhe wird in Unzen angegeben (1 oz. = 28,3 g).

Die leichteren 6- bis 8-Unzen-Handschuhe sind in der Regel Kindern und Frauen vorbehalten. Schwerere Handschuhe werden wahlweise für das Sandsacktraining (10 oz.), das Training oder Wettkämpfe gewählt (10–18 oz.). Anfänger mögen häufig leichtere Gewichte, da sie konditionell noch nicht ausgereift sind. Der Profi wählt je nach seiner Trainingsintervention leichtere (schnelle Schläge) oder schwere (harte Schläge) Handschuhe aus. So kann er sich optimal auf Wettkämpfe vorbereiten. Somit kann man grundsätzlich zwischen Wettkampfhandschuhen, Sparringhandschuhen (Trainingshandschuhen) und Schlaghandschuhen (für Boxsack- und Pratzentraining) unterscheiden. Für das spezielle Krafttraining gibt es auch Handschuhe mit Gewichtseinlagen (vgl.◘ Tab. 13.1).

Unterscheide:
- Kinderboxhandschuhe (6–8 oz.),
- Wettkampfboxhandschuhe (in Europa 10–12 oz., ansonsten bis 18 oz.),
- Schlaghandschuhe für Training und Sparring (8–18 oz.),
- Sparringhandschuhe (extra weiche Boxhandschuhe, 16–18 oz.).

Wettkampfhandschuhe müssen ein den Regeln entsprechendes, exaktes Gewicht aufweisen und werden fast immer über Schnürungen verschlossen. Zusätzlich werden noch Tapestreifen um die Schnürung gewickelt, sodass weder ein Faden ins Auge kommen kann noch sich die Schnürung löst. Sie sind als Fausthandschuhe gearbeitet. Oft ist der Daumen angenäht, wodurch die Verletzungsgefahr durch luxierte Daumengelenke reduziert und auch das gegnerische Auge besser geschützt werden. Auf dieses Annähen wird im Training am Sandsack häufig verzichtet, es weicht dann der praktikableren Variante, die das An- und Ausziehen erleichtert. Nicht selten weisen Boxhandschuhe zur Unterstützung des Handgelenks eine kurze steife Armmanschette (Stulpen) zum Schutz des Handgelenks beim Schlagen auf.

Nach dem Training sollten die Handschuhe getrocknet und gut gelüftet werden (◘ Abb. 13.2). Bei regelmäßigem Training bilden sich schnell modrige Gerüche, die es bestmöglich zu verhindern gilt.

Tab. 13.1 Trainingshilfen

Gerät	Abbildung
Wand- oder deckenmontierte Speedbirne (Maisbirne). An der Maisbirne werden Meid- und Ausweichbewegungen trainiert, also Treffern des Gegners auszuweichen und das erfolgreiche Kontern. Einsatz finden hierzu häufig fingerfreie Handschuhe mit verstärkter Polsterung im Knöchelbereich und aus robustem Leder bestehend.	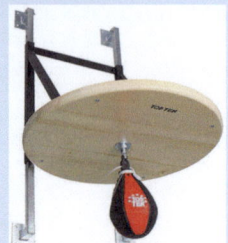
Deckenmontierte frei schwingende Boxbirne	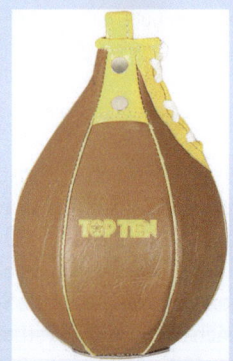
Transportable, bodenarmierte Boxbirne	–
Klassischer Sandsack zur Entwicklung von Schlagkraft, Ausdauer, Festigen von Schlagserien und Kombinationen Schulung der motorischen Koordination durch Pendelbewegung des Gerätes, Akzentuierung von Krafteinsatz und Schnelligkeit der Schläge	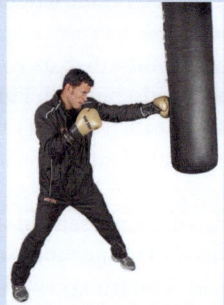
Konturensandsack oder Zweiendenball zur Entwicklung von Schlagkraft, Ausdauer, Festigen von Schlagserien und Kombinationen Schulung der motorischen Koordination durch Pendelbewegung des Gerätes, Akzentuierung von Krafteinsatz und Schnelligkeit der Schläge	–

Kapitel 13 · Ausrüstung

◻ Tab. 13.1 (Fortsetzung)

Gerät	Abbildung
Boden- und deckenbefestigter Doppelball. Mit Gummiseilen ausgestattet, ideal für Schlag-/Meidübungen Hier werden Schlagtiming, Reaktionsfähigkeit, Ausweichbewegungen und Treffsicherheit geschult. Es muss sehr schnell auf den zurückfedernden Doppelendball reagiert werden.	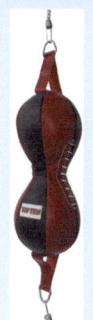
Standboxsack mit Zahlen für ein Reaktionstraining	–
Anatomischer Dummy mit Wasser oder Sand gefüllter Säule Ein Boxdummy macht das Training noch realistischer, da hier anatomische Strukturen wie Kopf, Hals und Oberkörper nachgebildet sind und der Dummy in der Höhe verstellbar ist. Seitwärts- und Aufwärtshaken zum Kinn, zu den Schläfen, kurzen Rippen, zur Leber und Milz können gezielt geübt werden.	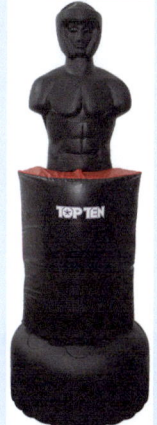
An diesem an der Wand stabil befestigten Polster können vor allem die Geraden technisch trainiert werden. Das Polster kann als Variation auch im Sinne einer anthropomorphen Silhouette geformt sein.	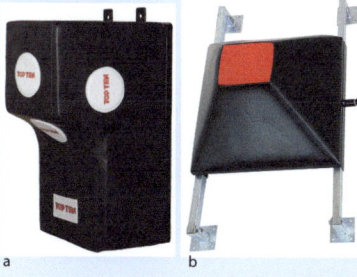 a b

■ Tab. 13.1 (Fortsetzung)

Gerät	Abbildung
Multiturm-Schlagpolster	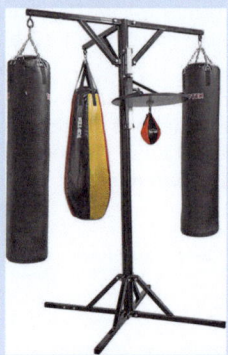
Pratzen (Tatzen) sind Schlagpolster in verschiedenen Ausführungen (glatt, gekrümmt, variierende Größen). Mit ihnen können im Unterschied zum Sparring alle Techniken verletzungsfrei trainiert werden, indem die Realität von Angriff und Verteidigung dynamisch vom Trainer simuliert wird. Dieser ist damit in der Lage, nicht nur jeden einzelnen Schlag zu sehen, sondern auch zu spüren. So kommt es zur Kontrolle der Präzision der ausgeführten Boxtechniken mit anschließender Korrekturmöglichkeit. Auch kleinere Fehler können sofort korrigiert werden.	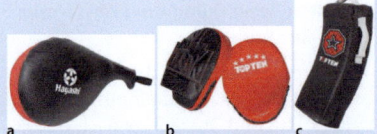
Schutzweste zum Schlagtraining für Körpertreffer	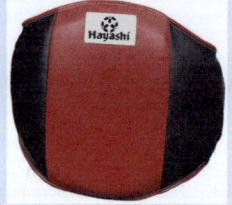
Gewichtshandschuhe Boxhandschuhe mit Gewichtseinsatz (b)	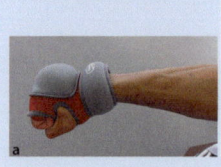 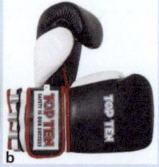

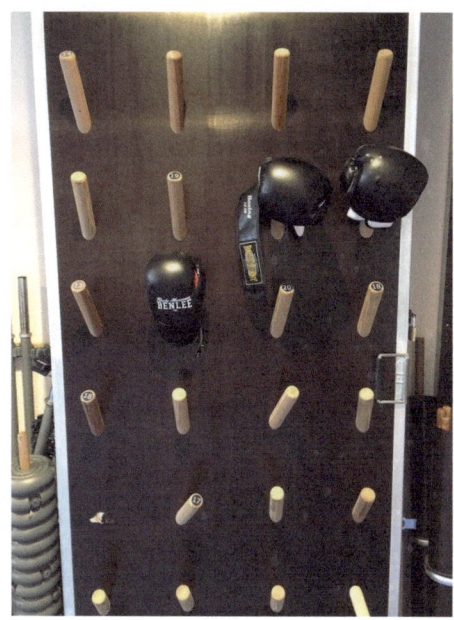

◘ Abb. 13.2   Trockenstangen für Handschuhe

13.2 Mundschutz

Der Zahn- bzw. Mundschutz dient als Verletzungsprophylaxe gegenüber Schäden an Zähnen, der Zunge, den Lippen oder dem Weichgewebe des Mundraums und schützt vor Kieferverletzungen (Ohlendorf et al. 2012). Das regelbedingte Ziel, beim Boxen einen K.o. herbeizuführen, bedingt eine Vielzahl von Kopftreffern und macht einen Mundschutz („mouthguard") unbedingt erforderlich.

Das Angebot in diesem Sektor reicht von billigen, im Wasser zu modellierenden Exemplaren bis zu individuell beim Dentisten angepassten Profisportgeräten. Unabhängig von seiner unangezweifelten Schutzfunktion weisen Forschungsergebnisse darauf hin, dass die Wirbelsäulenstellung durch den Aufbiss beeinflusst werden kann (ebd.). Der Mundschutz sollte eine gewisse Qualität aufweisen und beim Öffnen des Mundes nicht herausfallen (◘ Abb. 13.3). Individuell geformter und passgenauer Schutz dient der Verletzungsprophylaxe und hat keinen negativen Einfluss auf das Herz-Kreislauf-System unter Belastung (El-Ashker u. El-Ashker 2015).

13.3 Tiefschutz, Brustschutz

Ein Tiefschutz oder auch Suspensorium (lat. *suspendere* = aufhängen) ist eine aus Hartplastik geformte Halbschale zum Schutz der meist männlichen Genitalien. Versehentliche und immer verbotene Tiefschläge unter die Gürtellinie sollen so möglichst geringen Schaden an Penis und Hoden anrichten (◘ Abb. 13.4). Auch der Schutz der Weichteile der Frauen besteht aus einer Art Plastikschale, der anatomisch geformt wurde (◘ Abb. 13.5).

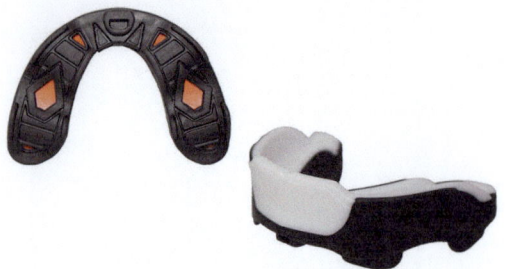

Abb. 13.3 Mundschutz

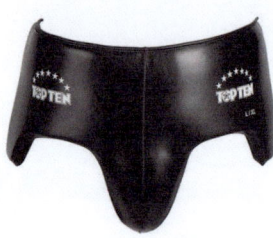

Abb. 13.4 Männersuspensorium

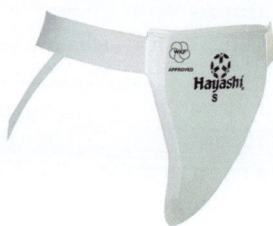

Abb. 13.5 Frauentiefschutz

Zwei Hauptmodelle haben sich durchgesetzt: zum einen in den Slip eingearbeitete Suspensorien und zum anderen eine gürtelartige Schutzausrüstung. Verschiedene Hersteller kümmern sich um den hautfreundlichen Tragekomfort, die Materialanforderungen der Shorts oder Tragebänder und vor allem die effektive Ableitung auftreffender kinetischer Energie.

Der Brustschutz der Frauen soll bei direkten Treffern der Region den Impakt reduzieren und das Gewebe vor Hämatombildung und Schäden bewahren (Abb. 13.6).

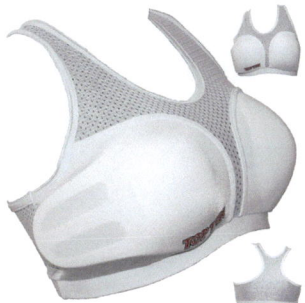

 Abb. 13.6 Brustschutz

13.4 Bandagen

Nach Hengst (1988) stellen Frakturen im Fingerbereich den zweithäufigsten Verletzungsschwerpunkt dar. Nach Engelhardt et al. (1995) sind vor allem die Mittelhandknochen und der Übergangsbereich zur Handwurzel betroffen. Das häufige vollkräftige Schlagen gegen Pratzen oder den Sandsack könnte dafür verantwortlich sein. Das Umwickeln der Hände soll ebenso wie das Tragen der Handschuhe vor Verletzungen der Finger und Knöchel bewahren. Genauso wie die Handschuhe vergrößern auch die Bandagen die Fläche des Auftreffens. Starke punktuelle Belastungen können von den Knöcheln und Handgelenken genommen und besser verteilt werden. Galpin et al. (2015) können belegen, dass das Wickeln, je nach Stärke der Bandage und des Materials, das verwendet wird, sowohl bei professionellen Kampfsportlern als auch bei Novizen zu einer Reduzierung der Schlagkraft führte. Dieser Effekt schützt über seine Aufsummierung über viele Trainingsstunden und Jahre die Hand und Knöchel der Boxer und seinen Trainingspartner im Sparring vor Schäden. Nicht jedes Boxtraining geht mit maximaler Schlaghärte einher, und wenn doch einmal, dann schützen die Bandagen beide Trainingspartner. Ein zu lockeres Wickeln schützt dabei genauso wenig wie ein festes Zuschnüren hilfreich ist, da die Finger taub werden.

> Um die Handgelenke vor Verstauchungen zu schützen, müssen diese beim Bandagieren zum Stabilisieren gerade gehalten werden. Gebogene Handgelenke bieten diesen Schutz nicht.

Bandagen verfügen am Anfang über eine Daumenschlaufe und am Ende über ein Klettband zur Befestigung (Abb. 13.7).

Diese Trainingsbandagen werden im Wettkampf mit Mull und Tape getauscht. Die Menge ist genau beschrieben, sodass beide Kontrahenten denselben Schutz genießen und kein unlauterer Vorteil entsteht. Die Wickeltechnik im Wettkampf wird vom Trainer überwacht und unterscheidet sich vom Trainingstape. Idealerweise werden alle Bandagen ohne Falten getapet. Diese würden zu Hautirritationen wie beispielsweise einer Bläschenbildung führen und eventuell wund scheuern.

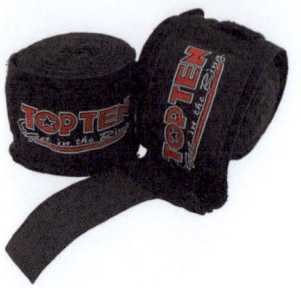

Abb. 13.7 Boxbandagen für die Hände

13.5 Gerätearbeit an Sandsack, Boxbirne & Co.

Im Hinblick auf die technisch-taktische Ausbildung kommt der Gerätearbeit eine eher untergeordnete Bedeutung zu.

> Die Gerätearbeit formt und stabilisiert in erster Linie den Bewegungsablauf der Boxschläge und hilft, spezielle konditionelle Fähigkeiten zu entwickeln.

Jeder Boxer sollte fähig sein, seine Einzelaktionen bewusst zu steuern, indem er sich einen bestimmten Gegner vorstellt und niemals die Kontrolle über die gewählte technisch-taktische Aufgabenstellung verliert. Ein Imaginationstraining bzw. Mentaltraining kann mittels Schattenboxen aber auch am Sandsack stattfinden und helfen, technisch-taktische Problemstellungen zu entziffern und erarbeitete Lösungen zu stabilisieren.

Ein Boxsack besteht meist aus echtem Leder oder Kunstleder, Nylon oder einem anderen reißfesten Stoff. Das Füllmaterial variiert von Gummigranulat über Stoff- und Lederfetzen bis hin zu organischen Materialien (Kork, Erbsen) und echtem Sand. Organisches Material hat den Nachteil, dass es schimmeln kann und unhygienisch ist. Das Füllmaterial unterscheidet sich dabei sowohl bezüglich der Härte als auch bezüglich der möglichen Auslenkung des Sacks nach einem Hieb. Es gibt verschiedene Längen, Umfänge und Formen. Kleine Boxbirnen werden in Kopfhöhe angebracht (zum Frequenztraining), mannsgroße Sandsäcke für das harte Schlagtraining. Es gibt zylinderförmige Säcke und solche, die einen Körper darstellen, um zielgenauer Schläge „am Mann" üben zu können. Häufige Fehler im Training von Anfängern liegen in einer zu frühen Konditionierung an bestimmte Boxgeräte, was leider fehlerhaftete Techniken induzieren kann. Der Einsatz von Boxsäcken jeglicher Art sollte zweckmäßig und zielgerichtet sein und vom Gesamtniveau des trainierenden Boxers abhängen.

Literatur

El-Ashker A, El-Ashker S (2015) Cardiopulmonary effects of using mouthguards during medium and high intensities in elite Egyptian boxing athletes. Journal of Physical Education and Sport 15(1): 15–19

Engelhardt M, Leonhard T, Abt H (1995) Sportorthopädische Aspekte von Zweikampfsportarten. Boxen, Judo, Ringen ganz ohne Verletzungen nicht möglich. TW Sport + Medizin 5: 293–299

Förstl H, Haass C, Hemmer B, Meyer B, Halle M (2010) Boxen – akute Komplikationen und Spätfolgen. Von der Gehirnerschütterung bis zur Demenz. Dtsch Arztebl Int 107(47): 835–839

Galpin A, Gulick C, Jacobo K, Schilling B, Lynn S, McManus R, Costa P, Brown L (2015) The influence of a padded hand wrap on punching force in elite and untrained punchers. Intern J Kinesiol Sports Sci 3(4): 22–30

Hengst AU (1988) Sportverletzungen und Sportschäden im Boxsport. Dissertation, Universität Ulm

Ohlendorf D, Moini A, Mickel C, Natrup J, Kopp S (2012) Effekte eines Sportmundschutzes auf die Wirbelsäulenstellung und die plantare Druckverteilung beim Boxen. Prävention und Gesundheitsförderung 7(4): 256–265

Serviceteil

Stichwortverzeichnis – 148

© Springer-Verlag GmbH Deutschland, ein Teil von Springer Nature 2018
J. Fritzsche, C. Raschka, *Managerboxen*,
https://doi.org/10.1007/978-3-662-56052-5

Stichwortverzeichnis

A

Achtsamkeitstraining 23
Akromioklavikulargelenk 107
Aktive Verteidigung 51
Allgemeines Zusatztraining 123
Alzheimer 16
Anaerobe Ausdauer 86
Angreifen 57
Antiker Faustkampf 2
Antizipation 91, 93
Antizipationsfähigkeit 100
Antizipationstraining 53, 63
Apolipoprotein E 16
Aufwärmen 36, 100
Aufwärtshaken 68
Ausdauersteigerung 86
Ausdauertraining 85
Ausrüstung 135
Ausweichen 52

B

Bandagen 140
Beinarbeit 39, 58
Bekleidung 35
Beweglichkeit 81
Bewegungsgeschwindigkeit 120
Bewegungsschnelligkeit 100
Bewegungstraining 41
Blöcke 42
Box-Grundposition 39
Boxbirne 141
Boxequipment 136
Boxhandschuhe 136
Boxsack 86
Brustschutz 138

C

Contre-Coup-Läsion 29
Cool down 37
Cross 67

D

Deckung 47
Dehnungs-Verkürzungs-Zyklus 120
Demenz 16
Distanzschulung 63

Doppeldeckung 48, 62

E

Emotionen 22
Energiebereitstellung 86
Episodengedächtnis 17
Erholung 37
Ermüdungswiderstandsfähigkeit 86
Explosivität 81

F

Fast-Twitch-Muskelfasern 100
Fitnessmarkt 12
Flexibilität 46
FT-Muskelfasern Siehe Fast-Twitch-Muskelfasern

G

Ganzkörperkraftübungen 134
Gefahrenzonen 59
Gehirnerschütterung 28
Gehirnschäden 16
Gerade 64
Gerätearbeit 86, 141
Geschichtlicher Hintergrund 1
Gesetz von Lanchester 79
Gesundheitliche Aspekte 15
Gesundheitsprophylaxe 42
Glukokortikoid-Hormone 22
Grundlagenausdauer 86

H

Haken 67
Halstreffer 27
Handlungskompetenz 47
Handlungsschnelligkeit 101
HIIT Siehe Hochintensives Intervalltraining

I

Imaginationstraining 141
Intramuskuläres Koordinationstraining 104

J

Jab 60, 65

Stichwortverzeichnis

K

Kampfdistanz 59
Kampfführung 60
Kampfsport 7
Kardiotraining 17
Kettlebell 132
Kinderboxhandschuhe 137
Komplexe Bewegungsformen 112
Konterkämpfer 81
Konzentration 19
Konzentrationsfähigkeit 19
Konzentrationsleistung 19
Koordination 90
Koordinationsleiter 93
Koordinationstraining 37, 89
Koordinative Fähigkeitssubtypen 90
Kopftreffer 26
Körperfettanteil 12
Körperfettmasse 16
Krafttraining 100, 103

L

Laktatkonzentration 12
Langdistanz 60
Langzeitstress 22
Leistungsniveau 13
Leistungsphysiologie 11
Leistungsprofil 13

M

Maisbirne 86
Medizinballarbeit 124
Meidbewegungen 52
Mentaltraining 23
Miniband 124
Motivation 35
Mundschutz 138
Muskelfasertyp 100
Muskelmassetraining 105

O

Okulomotorische Intelligenz 90
Optische Reize 72
Organisationen 8
Orientierungsvermögen 90

P

Paraden 42

Partnertraining 70
Passive Verteidigung 49
Peripheres Gesichtsfeld 62
Personal-Training 37
Plyometrietraining 100
Plyometrische Sprünge 39
Postaktivierungspotenzierung 120
Pratzen 92
Pratzentraining 86
Prävention 18
Preiskämpfe 3
Propriozeptoren 106
Proxemik 59

Q

Queensberry-Regeln 136

R

Reaktion 91
Reaktionsfähigkeit 92
Reaktionsschnelligkeit 92
Reaktionstraining 53, 63
Reaktivkraft 119
Regelmodifikationen 6
Resilienz 34

S

Sandsack 141
Schädel-Hirn-Traumata 30
Schlaggeschwindigkeit 104, 112
Schlaghandschuhe 137
Schlaghärte 58, 104
Schlagkombinationen 59, 70
Schlagkraft 58
Schlagvarianz 58
Schlingentraining 104, 124
Schnelligkeit 62, 104
Schnelligkeitsausdauer 102
Schnelligkeitsausdauertraining 102
Schnelligkeitstraining 99
Schnellkoordination 91
Seilspringen 43
Seitwärtshaken 67
Selbstdisziplin 46
Selbsteinschätzung 78
Selbstmotivation 24
Sicherheitsabstand 59
Sling-Trainer 124
Slow Sparring 35
Sparring 24, 79, 86
Sparringhandschuhe 137

Stabi-Übungen 108
Stabilisationstraining 106
Stoffwechsellage 13
Strategie 77
Strategische Handlungskonzepte 79
Stress 18
Sturzprophylaxe 17
Subduralhämatome 28
Suspensorium 138

T

Taktik 77
Taktile Reize 72
Taktiles Rezeptorsystem 62
Taktische Lösungskompetenz 81
Techniktraining 37
Tiefschutz 136, 138
Timing 90
Trainingsaufbau 35
Trainingsprogramm 105
Trainingszustand 124
Traumata 27

U

Uppercut 72

V

Verletzungsprophylaxe 138
Verteidigung 42
Vertikale Bewegungen 110
Visualtraining 63
Vordere Muskulatur 111
Vorwärtsbewegung 66

W

Wahrnehmungsfähigkeit 78
Wahrnehmungsschulung 101
Wettkampfboxhandschuhe 137
Wettkampfsysteme 8
Wettkampftraining 37

Z

Zirkeltraining 85

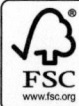

MIX
Papier aus verantwortungsvollen Quellen
Paper from responsible sources
FSC® C105338

If you have any concerns about our products,
you can contact us on
ProductSafety@springernature.com

In case Publisher is established outside the EU,
the EU authorized representative is:
**Springer Nature Customer Service Center GmbH
Europaplatz 3, 69115 Heidelberg, Germany**

Printed by Libri Plureos GmbH
in Hamburg, Germany